U0270239

临床护理 实操手册

案例版

主编◎马骏 李蕊 朱华

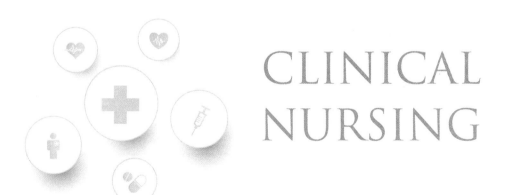

CLINICAL
NURSING

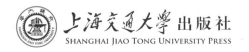

上海交通大学 出版社
SHANGHAI JIAO TONG UNIVERSITY PRESS

内容提要

　　本书共 3 章 35 节,以临床病例和护理情境引导操作方法及流程为主要内容,包含内科、外科、急诊常见护理基础操作 35 项,配备实训操作流程和评分标准,每项操作配有操作前思考与准备练习、操作后回顾与反思、进阶练习,引导学生在"学中做,做中学",积极思考、灵活应对临床可能出现的情境。本书可供护理在职教育专科及本科的护生学习,也可供其他护理、助产等专业护理人员参考。

图书在版编目(CIP)数据

　　临床护理实操手册:案例版/马骏,李蕊,朱华主
编.—上海:上海交通大学出版社,2023.8
　　ISBN 978 - 7 - 313 - 28379 - 5

　　Ⅰ.①临…　Ⅱ.①马…②李…③朱…　Ⅲ.①护理学
—手册　Ⅳ.①R47 - 62

　　中国国家版本馆 CIP 数据核字(2023)第 043017 号

临床护理实操手册(案例版)

LINCHUANG HULI SHICAO SHOUCE（ANLIBAN）

主　　编：马　骏 李　蕊 朱　华
出版发行：上海交通大学出版社　　　　　　　地　　址：上海市番禺路 951 号
邮政编码：200030　　　　　　　　　　　　　电　　话：021 - 64071208
印　　制：上海颛辉印刷厂有限公司　　　　　经　　销：全国新华书店
开　　本：787mm×1092mm　1/16　　　　　　印　　张：7.5
字　　数：167 千字
版　　次：2023 年 8 月第 1 版　　　　　　　印　　次：2023 年 8 月第 1 次印刷
书　　号：ISBN 978 - 7 - 313 - 28379 - 5
定　　价：48.00 元　　　　　　　　　　　　音像书号：978 - 7 - 88941 - 598 - 9

编委会

主　编　马　骏　李　蕊　朱　华

副主编　周倩倩　周　怡　叶　燕　陈丽萍

编　　委（按姓氏汉语拼音排序）

蔡金堂　上海交大教育集团

陈翠华　上海开放大学

陈丽君　皖北卫生职业学院

陈丽萍　上海交通大学医学院附属同仁医院

陈耘瑞　上海交通大学医学院附属同仁医院

程融荣　江南大学

崔　旭　北华大学

刁永民　上海交通大学医学院附属同仁医院

范双莉　济源职业技术学院

高连友　四平职业大学医药学院

过玉蓉　江西医学高等专科学校

姜建玲　上海交通大学医学院附属同仁医院

蒋　莉　上海交通大学医学院附属同仁医院

焦　莉　上海交通大学医学院附属同仁医院

金见月　上海交通大学医学院附属同仁医院

金丽虹　吉林职工医科大学、吉林卫生学校

李　蕊　上海交通大学医学院附属同仁医院

李爱娇　江西中医药高等专科学校

李依文　上海交通大学医学院附属同仁医院

刘　东　上海交通大学医学院附属同仁医院

刘绪敏　昭通卫生职业学院

马　骏　上海交通大学医学院附属同仁医院

史　伟　上海交大教育集团、上海开放大学交大昂立分校

王　萍　上海交通大学医学院附属同仁医院

王茂才　上海交通大学医学院附属同仁医院

王小井　济源职业技术学院

吴　昉　上海交通大学医学院附属同仁医院

吴友成　上海交通大学医学院附属同仁医院

夏　娟　昭通卫生职业学院

徐梦怡　上海交通大学医学院附属同仁医院

叶　燕　上海交通大学医学院附属同仁医院

曾媛媛　上海交通大学医学院附属同仁医院

袁会娟　濮阳医学高等专科学校

张　佳　北华大学

张　瑾　上海开放大学

张奕格　新乡学院医学院

周　怡　上海交通大学医学院附属同仁医院

周贺娜　上海交通大学医学院附属同仁医院

周丽金　上海交通大学医学院附属同仁医院

周倩倩　上海交通大学医学院附属同仁医院

朱　华　上海交通大学医学院附属同仁医院

朱琛菲　上海交通大学医学院附属同仁医院

庄玉莲　上海交通大学医学院附属同仁医院

前　言

护理,是熟练技术的手,冷静看出细节的头脑,爱与温暖的心。

——南丁格尔

实践教学环节是护理专业教学中的重要组成部分,将理论与实践相结合是护理专业学生能力培养的重要环节。本书本着"以人为本"的服务理念,强调以能力为本位,以护士岗位需要和护士执业标准为依据,突出能力培养,符合护理专业学生的认知水平,接近临床。通过对患者实施整体护理,将所学理论知识和技能运用于实践。基础护理技术操作的掌握不能仅仅局限于机械地进行重复训练,每一个操作的步骤都是护理界前辈们用自己的经验甚至是血的教训一点一滴积累的。作为护生,不但要继承,还应该在学习中反思;不仅是对操作技术一般性的回顾或重复,而且是深究学习活动中所涉及的知识、材料、方法、思路、策略、结果等。反思的目的也不仅是为了回顾过去或掌握单一的操作技术,更重要的是指向未来的活动。在练习的过程中,对护理技术操作的思索和探寻,都是在收获阳光和雨露。思想生长之处,万物繁荣。

《临床护理实操手册(案例版)》共 3 章 35 节,以临床病例和护理情境引导操作方法及流程为主要内容,包含内科、外科、急诊常见护理基础操作 35 项,配备实训操作流程和评分标准,每项操作都配有操作前思考与准备练习、操作后回顾与反思、进阶练习,引导学生在"学中做,做中学",积极思考、灵活应对临床可能出现的情境。本书可供护理在职教育专科及本科护生学习使用,也可供其他护理、助产等专业护理人员参考。

本书由编写组的全体成员通过反复学习、思考、讨论、核实、比较后定稿,但限于编者水平有限,书中难免会有疏漏及欠妥之处,恳请广大读者批评指正,以促进本教材的日臻完善,在此致以深深的谢意!

编　者

2022 年 3 月 3 日

Contents

目　　录

第一章

外科护理实践

第一节 搬 运 法

一 学习目标

（1）掌握不同搬运法的适用场景。
（2）掌握不同搬运法的注意事项。
（3）了解搬运前护患沟通的基本内容。

二 情景导入

张某，女，50 岁，因车祸致双侧腰腿胀痛、乏力伴小便困难 2 天，门诊入院，T 37℃，P 76 次/分，R 18 次/分，BP 120/78 mmHg。查体：神清；腰椎生理曲度可，胸 12 至腰 2 棘突与椎旁有压痛和放射痛。下肢肌力左侧Ⅲ级，右侧Ⅳ级，下肢直腿抬高试验左侧阳性，右侧阴性；股神经牵拉试验双侧阳性；膝反射可，踝反射双侧减弱；髌阵挛双侧阴性；踝阵挛双侧阴性；巴宾斯基征双侧阴性，四肢末梢血循环正常。会阴部感觉稍减退。脊柱 X 线检查示：腰 1 椎体爆裂骨折。无传染性疾病及家族病史，无药物、食物过敏史，否认外伤手术史、输血史。为进一步诊治平车收入骨科。

医疗诊断：腰椎骨折合并不完全性瘫痪。

患者意识清醒，自理能力评分 40 分，部分能自理，为完善术前检查，医生开具医嘱"腰椎 MRI"，护士辅助患者搬运（见表 1-1-1）。

表 1-1-1 长期医嘱单

科室：骨科 日期：2021-10-31

医嘱类型	日期	时间	医生姓名	医嘱类型	医嘱内容
临时	2021-10-31	9:00	林一	特检医嘱	腰椎 MRI 平扫

三 工作过程

1. 思考与准备

(1) 搬运法需要评估的内容有哪些？应如何评估？

(2) 在搬运法操作中,应选择什么工具？应注意观察哪些方面？

2. 具体操作流程(见图1-1-1)

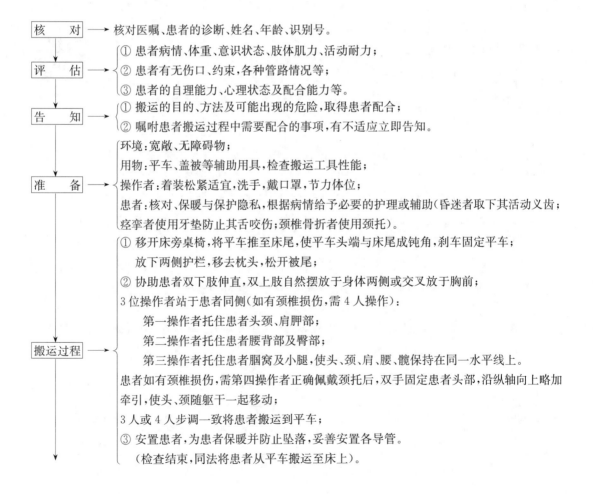

核　对 ——→ 核对医嘱、患者的诊断、姓名、年龄、识别号。

评　估 ——→
① 患者病情、体重、意识状态、肢体肌力、活动耐力;
② 患者有无伤口、约束,各种管路情况等;
③ 患者的自理能力、心理状态及配合能力等。

告　知 ——→
① 搬运的目的、方法及可能出现的危险,取得患者配合;
② 嘱咐患者搬运过程中需要配合的事项,有不适应立即告知。

准　备 ——→
环境:宽敞、无障碍物;
用物:平车、盖被等辅助用具,检查搬运工具性能;
操作者:着装松紧适宜,洗手,戴口罩,节力体位;
患者:核对、保暖与保护隐私,根据病情给予必要的护理或辅助(昏迷者取下其活动义齿;痉挛者使用牙垫防止其舌咬伤;颈椎骨折者使用颈托)。

搬运过程 ——→
① 移开床旁桌椅,将平车推至床尾,使平车头端与床尾成钝角,刹车固定平车;
　　放下两侧护栏,移去枕头,松开被尾;
② 协助患者双下肢伸直,双上肢自然摆放于身体两侧或交叉放于胸前;
3位操作者站于患者同侧(如有颈椎损伤,需4人操作):
　　第一操作者托住患者头颈、肩胛部;
　　第二操作者托住患者腰背部及臀部;
　　第三操作者托住患者腘窝及小腿,使头、颈、肩、腰、髋保持在同一水平线上。
患者如有颈椎损伤,需第四操作者正确佩戴颈托后,双手固定患者头部,沿纵轴向上略加牵引,使头、颈随躯干一起移动;
3人或4人步调一致将患者搬运到平车;
③ 安置患者,为患者保暖并防止坠落,妥善安置各导管。
　　(检查结束,同法将患者从平车搬运至床上)。

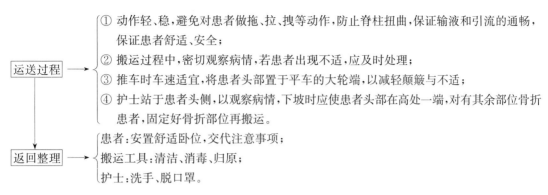

运送过程 →
① 动作轻、稳,避免对患者做拖、拉、拽等动作,防止脊柱扭曲,保证输液和引流的通畅,保证患者舒适、安全;
② 搬运过程中,密切观察病情,若患者出现不适,应及时处理;
③ 推车时车速适宜,将患者头部置于平车的大轮端,以减轻颠簸与不适;
④ 护士站于患者头侧,以观察病情,下坡时应使患者头部在高处一端,对有其余部位骨折患者,固定好骨折部位再搬运。

返回整理 →
患者:安置舒适卧位,交代注意事项;
搬运工具:清洁、消毒、归原;
护士:洗手、脱口罩。

图 1-1-1　搬运法操作流程图

四 进阶练习

在搬运过程中,如何保证患者的舒适、安全?

五 评分标准 （见表1-1-2）

表 1-1-2　患者搬运评分标准

项　目		项目总分	要　求	标准分	得分	备注
素质要求		5	服装、鞋帽整洁	1		
			仪表大方,举止端庄	2		
			语言柔和恰当,态度和蔼可亲	2		
操作前准备		10	评估、解释	4		
			洗手,戴口罩	2		
			备齐用物,放置合理	2		
			检查平车性能	2		
操作过程	搬运前准备	30	核对	4		
			正确安置患者的相关导管	4		
			移开床旁桌椅	2		
			平车放置合理	4		
			固定平车	4		
			翻开床尾盖被,取合适体位	4		
			移动患者的方法正确、安全	8		

(续表)

项目		项目总分	要 求	标准分	得分	备注
搬运过程		35	搬运者站立位置正确	5		
			搬运者姿势、手托放部位正确	10		
			多人合力同时抬起患者(一人叫口令),将患者轻放于平车上	10		
			安全运送患者,返回病床	10		
健康教育		5	告知配合方法及注意事项	5		
操作后处理		5	盖好盖被,放回桌椅,整理床单位	3		
			洗手,脱口罩	2		
熟练程度		10	动作熟练、稳重、安全、准确、节力	5		
			注意爱伤观念	5		
总 分		100				

(吴 昉)

第二节 手 卫 生

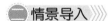 学习目标

(1) 掌握手卫生的目的。
(2) 掌握手卫生的指征。
(3) 掌握手卫生的操作要点。
(4) 了解手卫生的注意事项。

情景导入

肖某,男,48岁,1月前因进食后出现右上腹疼痛不适于门诊就诊,疼痛不剧烈,可自行缓解,无皮肤巩膜黄染,无寒战,无发热,无嗳气、反酸,无进食哽噎感,无呕血,无腹泻、黑便。B超示:脂肪肝,胆囊充满型结石,胰脾肾未见明显异常。未治疗。发病以来疼痛反复出现,完善相关检查。腹部CT:胆囊结石,胆总管结石。门诊拟"胆总管结石、胆囊结石伴胆囊炎"收治入院。

医疗诊断:①胆总管结石;②胆囊结石伴胆囊炎。

现患者神志清楚,对答切题,遵医嘱收治入院,接待患者前行手卫生。

三 工作过程

1. 思考与准备

(1) 在门诊接诊患者前后,是否需要执行手卫生?

(2) 在门诊接诊过程中,如何评估患者的疼痛状况? 疼痛评分的具体标准是什么?

2. 具体操作流程(见图 1-2-1)

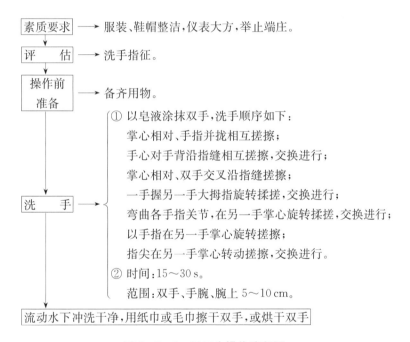

图 1-2-1 手卫生操作流程图

四 进阶练习

1. 该患者到达病房时,如你是他的责任护士,在接触患者前后是否需要执行手卫生?

2. 在接待患者的过程中,你需要完成哪些工作?

五 评分标准 》》》　（见表1-2-1）

表1-2-1　手卫生评分标准

项　　目	项目总分	要　　求	标准分	得分	备注
素质要求	10	服装、鞋帽整洁	3		
		仪表大方,举止端庄	3		
		手部不佩戴戒指、手镯等饰物,修剪指甲	4		
操作前准备	10	备齐用物	5		
		环境准备	5		
操作过程	60	洗手			
		掌心相对、手指并拢相互搓擦	5		
		手心对手背沿指缝相互搓擦,交换进行	5		
		掌心相对,双手交叉沿指缝搓擦	5		
		一手握另一手大拇指旋转揉擦,交换进行	5		
		弯曲各手指关节,在另一手掌心旋转揉搓,交换进行	5		
		指尖在另一手掌心转动搓擦,交换进行	5		
		时间、范围、方法正确	10		
		冲洗			
		流动水下冲洗干净	6		
		用一次性纸巾(毛巾)擦干双手,或烘干双手	6		
		如水龙头为手拧式开关,则应采用防止手部再污染的方法	8		
熟练程度	20	手法正确,搓洗到位	10		
		冲洗彻底,注意节力原则,操作时间<5 min	10		
总　　分	100				

（陈耘瑞）

第三节　无　菌　技　术

一 学习目标 》》》

（1）掌握创伤换药的无菌操作。
（2）了解糖尿病足伤口感染患者的评估。

情景导入

肖某,男,68岁,右足背皮肤溃疡3周,创面有脓性分泌物渗出,无发热。1周前破溃创面增大,伴有脓性液体流出,无发热,表现为间歇性跛行,跛行距离500米,伴有夜间静息痛,既往有2型糖尿病10余年,门诊拟"糖尿病足"收入普外科。患者神志清,足背破溃处包扎良好,有较多黄色渗液渗出。

医疗诊断:①糖尿病足;②2型糖尿病。

医生开具医嘱"伤口换药 qd"(见表1-3-1)。

表1-3-1　长期医嘱单

科室:普外科　　　　　　　　　　　　　　　　　　　　　　　日期:2021-10-29

医嘱类型	日期	时间	医生姓名	医嘱类型	医嘱内容
长期	2021-10-29	9:00	林一	治疗医嘱	伤口换药 qd

工作过程

1. 思考与准备

(1) 糖尿病足换药前评估的内容有哪些? 应如何评估?

(2) 用物准备需要具体准备哪些用物?

(3) 在治疗操作过程中,需给予患者的健康教育有哪些?

2. 具体操作流程(见图1-3-1)

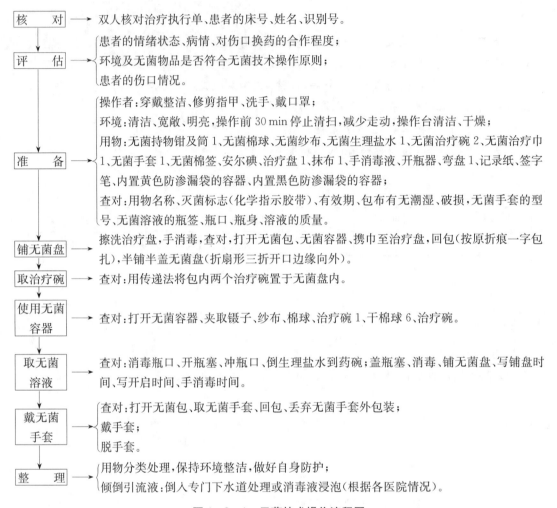

核　对 →	双人核对治疗执行单、患者的床号、姓名、识别号。
评　估 →	患者的情绪状态、病情、对伤口换药的合作程度; 环境及无菌物品是否符合无菌技术操作原则; 患者的伤口情况。
准　备 →	操作者:穿戴整洁、修剪指甲、洗手、戴口罩; 环境:清洁、宽敞、明亮,操作前30 min停止清扫,减少走动,操作台清洁、干燥; 用物:无菌持物钳及筒1、无菌棉球、无菌纱布、无菌生理盐水1、无菌治疗碗2、无菌治疗巾1、无菌手套1、无菌棉签、安尔碘、治疗盘1、抹布1、手消毒液、开瓶器、弯盘1、记录纸、签字笔、内置黄色防渗漏袋的容器、内置黑色防渗漏袋的容器; 查对:用物名称、灭菌标志(化学指示胶带)、有效期、包布有无潮湿、破损,无菌手套的型号、无菌溶液的瓶签、瓶口、瓶身、溶液的质量。
铺无菌盘 →	擦洗治疗盘,手消毒,查对,打开无菌包、无菌容器、携巾至治疗盘,回包(按原折痕一字包扎),半铺半盖无菌盘(折扇形三折开口边缘向外)。
取治疗碗 →	查对:用传递法将包内两个治疗碗置于无菌盘内。
使用无菌容器 →	查对:打开无菌容器、夹取镊子、纱布、棉球、治疗碗1、干棉球6、治疗碗。
取无菌溶液 →	查对:消毒瓶口、开瓶塞、冲瓶口、倒生理盐水到药碗;盖瓶塞、消毒、铺无菌盘、写铺盘时间,写开启时间,手消毒时间。
戴无菌手套 →	查对:打开无菌包、取无菌手套、回包、丢弃无菌手套外包装; 戴手套; 脱手套。
整　理 →	用物分类处理,保持环境整洁,做好自身防护; 倾倒引流液:倒入专门下水道处理或消毒液浸泡(根据各医院情况)。

图1-3-1　无菌技术操作流程图

（四）进阶练习

如果操作过程中发现有污染或者疑似污染应如何处理?

五 评分标准 〉〉〉 （见表 1-3-2）

表 1-3-2　无菌技术评分标准

项　目	项目总分	要　求	标准分	得分	备注
素质要求	5	服装、鞋帽整洁	1		
		仪表大方，举止端庄	2		
		语言柔和恰当，态度和蔼可亲	2		
操作前准备	10	评估	4		
		洗手，戴口罩	2		
		检查备齐无菌用品	4		
检测过程					
使用无菌持物钳	9	取放钳：垂直闭合	1		
		不触及容器口边缘	2		
		不触及液面以上内壁	2		
		用钳：前端向下夹取无菌物	2		
		用后即放回	1		
		每周消毒	1		
无菌包使用方法	15	检查：用物名称、灭菌日期及标记	3		
		开包：解带，揭开外、左、右、内角	3		
		取物用无菌钳，非无菌物不跨越无菌区	4		
		回包：按原折痕包好内、右、左、外角	3		
		注明开包时间，24 h 内有效	2		
铺无菌盘方法	14	治疗盘清洁、干燥	2		
		用无菌钳夹取无菌巾	2		
		捏住无菌巾一端两角外面	2		
		扇形折叠，无菌面向上	3		
		无菌物品放置合理，不跨越无菌区	3		
		边缘反折，折边外观整齐，保存 4 h	2		
无菌容器使用方法	8	开盖内面向上，放稳妥	2		
		取无菌治疗碗托底部	2		
		非无菌物不跨越无菌区	2		
		用毕即盖严，每周消毒	2		
倒取无菌溶液方法	12	检查瓶签及药品质量	3		
		消毒、开瓶塞方法正确	2		

(续表)

项　目	项目总分	要　　求	标准分	得分	备注
		倒取溶液时标签向上	1		
		冲洗瓶口,从原处倒出	2		
		盖瓶塞方法正确	2		
		注明开瓶时间,24 h内有效	2		
戴无菌手套方法	8	检查无菌日期及标记、号码、有无破洞	4		
		戴手套,保持手套外面无菌	2		
		脱手套,翻转脱下	2		
操作后处理	5	清理用物及环境	3		
		洗手,脱口罩	2		
熟练程度	14	动作轻巧、稳重、准确、无污染	8		
		注意节力原则	2		
		掌握无菌原则,疑似污染即更换	4		
总　　分	100				

(庄玉莲)

第四节　手术区皮肤准备

━ 学习目标 ▶▶▶

（1）掌握手术区域皮肤准备的技术操作。

（2）熟悉手术患者术前评估内容。

（3）了解手术区域皮肤准备的目的。

━ 情景导入 ▶▶▶

　　黄某,女,83岁,因摔倒致右髋部肿胀、疼痛、活动受限,骨科急诊入院。T 36.7℃,P 84次/分,R 16次/分,BP 138/88 mmHg。查体:右下肢略呈短缩外旋畸形,右髋肿胀、畸形、压痛、叩击痛,活动受限,相邻关节活动感觉可,患肢末梢血循环好,患者意识清楚,配合度良好。X线片提示:右股骨颈骨折。入院完善各项检查后,拟次日在全麻下行"右人工股骨头置换术"。

　　医疗诊断:右股骨颈骨折(头下型)伴断端移位。

　　医生开出临时医嘱"手术区备皮(术晨)"(见表1-4-1)。

表 1-4-1　临时医嘱单

科室:骨科　　　　　　　　　　　　　　　　　　　　　　　　　日期:2021-11-07

医嘱类型	日期	时间	医生姓名	医嘱内容
临时	2021-11-07	9:00	林一	手术区备皮(术晨)

三 工作过程》》》

1. 思考与准备

(1) 手术区域皮肤准备技术操作前应该评估哪些内容?

(2) 手术区域皮肤准备的目的是什么?

(3) 皮肤准备范围应该如何确定?

(4) 需要准备哪些用物?

2. 具体操作流程(见图 1-4-1)

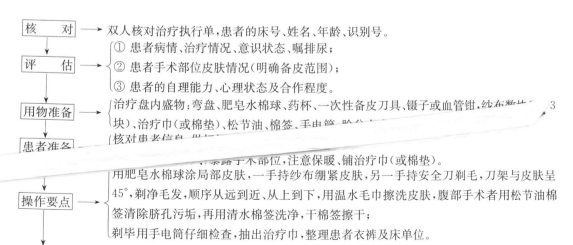

核　对 ——→ 双人核对治疗执行单,患者的床号、姓名、年龄、识别号。

评　估 ——→ ① 患者病情、治疗情况、意识状态、嘱排尿;
② 患者手术部位皮肤情况(明确备皮范围);
③ 患者的自理能力、心理状态及合作程度。

用物准备 ——→ 治疗盘内盛物:弯盘、肥皂水棉球、药杯、一次性备皮刀具、镊子或血管钳、纱布数块、治疗巾(或棉垫)、松节油、棉签、手电筒、脸盆

患者准备 ——→ 核对患者信息,协

操作要点 ——→ 暴露于术部位,注意保暖、铺治疗巾(或棉垫)。
用肥皂水棉球涂局部皮肤,一手持纱布绷紧皮肤,另一手持安全刀剃毛,刀架与皮肤呈45°,剃净毛发,顺序从远到近、从上到下,用温水毛巾擦洗皮肤,腹部手术者用松节油棉签清除脐孔污垢,再用清水棉签洗净,干棉签擦干;
剃毕用手电筒仔细检查,抽出治疗巾,整理患者衣裤及床单位。

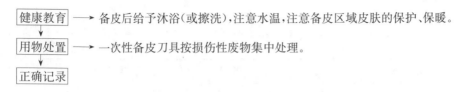

健康教育 ⟶ 备皮后给予沐浴(或擦洗),注意水温,注意备皮区域皮肤的保护、保暖。

用物处置 ⟶ 一次性备皮刀具按损伤性废物集中处理。

正确记录

图1-4-1 手术区皮肤准备操作流程图

四 进阶练习

1. 如果操作过程中不慎损伤到患者皮肤,应该如何处理?

2. 请查阅文献,探讨手术区备皮是否有必要做? 为什么?

五 评分标准 (见表1-4-2)

表1-4-2 手术区皮肤准备评分标准

项 目		项目总分	要 求	标准分	得分	备注
素质要求		5	服装、鞋帽整洁	1		
			仪表大方,举止端庄	2		
			语言柔和恰当,态度和蔼可亲	2		
操作前准备		15	评估	8		
			洗手,戴口罩	2		
			备齐用物	5		
操作过程	患者准备	55	核对,解释	4		
			关门窗,围屏风	3		
			暴露部位,注意保暖	5		
			铺治疗巾(或棉垫)	3		
	操作要点		用肥皂水纱(棉)球涂局部皮肤	5		
			一手持纱布绷紧皮肤,另一手持安全刀剃毛,刀架与皮肤呈45°剃净毛发	10		
			顺序从远到近、从上到下	8		

（续表）

项　　目	项目总分	要　　求	标准分	得分	备注
		用温水毛巾擦洗皮肤	2		
		腹部手术用松节油棉签清除脐孔污垢，再用清水棉签洗净、干棉签擦干	5		
		剃毕用手电筒仔细检查皮肤	5		
		抽出治疗巾（或棉尿垫），整理患者衣裤及床单位	5		
健康教育	10	告知相关事项	10		
操作后处理（按医院处理方式正确处理）	10	刀具处理	2		
		药杯、弯盘、血管钳处理	2		
		处理其他污物	2		
		处理其他用物	2		
		洗手，脱口罩，记录	2		
熟练程度	5	动作轻巧、稳当、准确、无皮肤破损	3		
		顺序清晰，操作时间为 15 min	2		
总　　分	100				

（蒋　莉）

第五节　铺麻醉床

学习目标

（1）掌握不同手术部位、麻醉方式患者的麻醉床准备。

（2）掌握术前用物准备。

情景导入

　　黄某，女，83 岁，因摔倒致右髋部肿胀、疼痛、活动受限，骨科急诊入院。T 36.7℃，P 84 次/分，R 16 次/分，BP 138/88 mmHg。查体：右下肢略呈短缩外旋畸形，右髋部压痛，纵轴叩击痛，右足背动脉搏动好，患者意识清楚，配合度良好。X 线片提示：右股骨颈骨折。入院完善各项检查，拟次日在全麻下行"右人工股骨头置换术"。

医疗诊断:右股骨颈骨折(头下型)伴断端移位。

术后医生开具医嘱,"全麻术后护理"(见表1-5-1)。

表1-5-1　临时医嘱单

科室:骨科　　　　　　　　　　　　　　　　　　　　　　日期:2021-11-07

医嘱类型	日期	时间	医生姓名	医嘱类型	医嘱内容
临时	2021-11-08	12:00	林一	文字医嘱	全麻术后护理

三 工作过程

1. 思考与准备

(1) 铺麻醉床需要准备哪些床上用物?

(2) 麻醉盘内用物有哪些?

(3) 环境准备有哪些注意事项?

2. 具体操作流程(见图1-5-1)

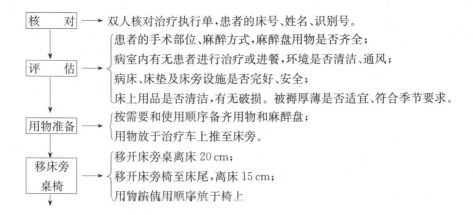

核对	→	双人核对治疗执行单,患者的床号、姓名、识别号。
评估	→	患者的手术部位、麻醉方式,麻醉盘用物是否齐全; 病室内有无患者进行治疗或进餐,环境是否清洁、通风; 病床、床垫及床旁设施是否完好、安全; 床上用品是否清洁,有无破损。被褥厚薄是否适宜、符合季节要求。
用物准备	→	按需要和使用顺序备齐用物和麻醉盘; 用物放于治疗车上推至床旁。
移床旁桌椅	→	移开床旁桌离床20 cm; 移开床旁椅至床尾,离床15 cm; 用物按使用顺序放于椅上

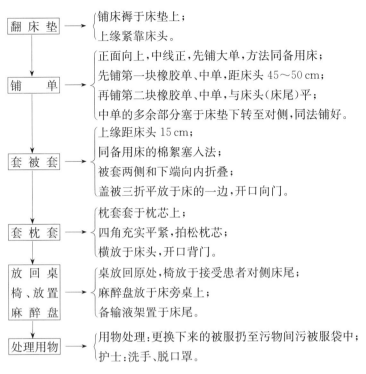

图 1-5-1 麻醉床操作流程图

(四) 进阶练习

1. 股骨颈手术患者铺麻醉床时,中单应放置于床的什么位置?

2. 颈椎前路手术患者术后麻醉盘内必备的用物有哪些?

(五) 评分标准 (见表 1-5-2)

表 1-5-2 麻醉床评分标准

项　目	项目总分	要　　求	标准分	得分	备注
素质要求	5	服装、鞋帽整洁	1		
		仪表大方,举止端庄	2		
		语言柔和恰当,态度和蔼可亲	2		

（续表）

项　目	项目总分	要　求	标准分	得分	备注
操作前准备	10	评估	2		
		洗手,戴口罩	2		
		备齐用物	4		
		折叠整齐,按顺序摆放于床尾	2		
操作过程	铺大单、橡胶单、中单 30	移开床旁桌椅,桌离床20 cm,椅离床15 cm	2		
		用物放置于床旁椅上,整齐、安全	2		
		翻转床褥	2		
		大单放置正确,中线正	4		
		床头、床尾包紧	4		
		折角手法正确,四角平紧呈斜角	8		
		两块橡胶单、中单铺法正确	8		
	套被套 24	中线正	4		
		上缘距床头15 cm,头端不虚边	4		
		被套内外整齐,无褶皱	4		
		折成被筒,两侧与床沿齐	4		
		床尾整齐向内折叠	4		
		盖被三折平放于床的一边,开口向门	4		
	套枕套 8	四角充实平紧	4		
		枕芯拍松	2		
		开口背门,横立于床头	2		
操作后处理	13	桌椅放回原处,椅放于接收患者对侧床尾	4		
		备齐抢救物品,放置合理	7		
		洗手,脱口罩	2		
熟练程度	10	操作时间<8 min	5		
		动作轻巧、准确、稳重、注意节力	5		
总　分	100				

（徐梦怡）

第六节　吸　　痰

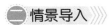 学习目标

（1）掌握实施吸痰的护理操作。
（2）掌握吸痰患者病情观察的要点。
（3）掌握吸痰操作的注意事项。

二 情景导入

　　王某,男,65岁,因突发意识不清2h伴恶心呕吐,120送院。既往高血压病史5年,CT提示基底节出血,拟以"脑出血"收治入院,即刻在全麻下行"脑内血肿清除术"。术后T 36.6℃,P 90次/分,R 18次/分,BP 196/112 mmHg,神志不清,查体不配合,语言含糊不清,GCS评分8分,双侧瞳孔等大等圆,直径约3 mm,对光反射消失。

　　医疗诊断:①基底节出血;②高血压病。

　　现患者术后意识较差,无咳嗽咳痰能力,床位医生开具医嘱"吸痰"(见表1-6-1)。

表1-6-1　长期医嘱单

科室:神经外科　　　　　　　　　　　　　　　　　　　　日期:2021-10-31

医嘱类型	日期	时间	医生姓名	医嘱类型	医嘱内容
长期	2021-10-31	9:00	林一	治疗医嘱	吸痰

三 工作过程

1. 思考与准备

（1）吸痰的用物准备有哪些?

（2）吸痰的注意事项有哪些?

2. 具体操作流程(见图 1-6-1)

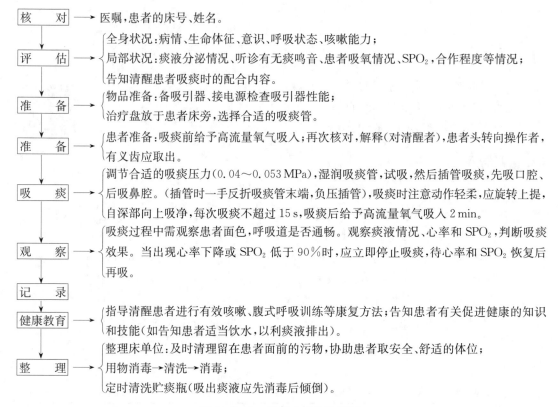

核　对 → 医嘱,患者的床号、姓名。

评　估 → 全身状况:病情、生命体征、意识、呼吸状态、咳嗽能力;
局部状况:痰液分泌情况、听诊有无痰鸣音、患者吸氧情况、SPO₂,合作程度等情况;
告知清醒患者吸痰时的配合内容。

准　备 → 物品准备:备吸引器、接电源检查吸引器性能;
治疗盘放于患者床旁,选择合适的吸痰管。

准　备 → 患者准备:吸痰前给予高流量氧气吸入;再次核对,解释(对清醒者),患者头转向操作者,
有义齿应取出。

吸　痰 → 调节合适的吸痰压力(0.04~0.053 MPa),湿润吸痰管,试吸,然后插管吸痰,先吸口腔、
后吸鼻腔。(插管时一手反折吸痰管末端,负压插管),吸痰时注意动作轻柔,应旋转上提,
自深部向上吸净,每次吸痰不超过 15 s,吸痰后给予高流量氧气吸入 2 min。

观　察 → 吸痰过程中需观察患者面色,呼吸道是否通畅。观察痰液情况、心率和 SPO₂,判断吸痰
效果。当出现心率下降或 SPO₂ 低于 90% 时,应立即停止吸痰,待心率和 SPO₂ 恢复后
再吸。

记　录

健康教育 → 指导清醒患者进行有效咳嗽、腹式呼吸训练等康复方法;告知患者有关促进健康的知识
和技能(如告知患者适当饮水,以利痰液排出)。

整　理 → 整理床单位:及时清理留在患者面前的污物,协助患者取安全、舒适的体位;
用物消毒→清洗→消毒;
定时清洗贮痰瓶(吸出痰液应先消毒后倾倒)。

图 1-6-1　吸痰术操作流程图

(四) 进阶练习

1. 痰液黏稠、吸痰不畅时应如何处理?

2. 吸痰后,患者血氧饱和度仍然低于正常水平时应如何处理?

五 评分标准 》》》 （见表 1 - 6 - 2）

表 1 - 6 - 2　吸痰术评分标准

项　目	项目总分	要　求	标准分	得分	备注
素质要求	5	服装、鞋帽整洁	1		
		仪表大方,举止端庄	2		
		语言柔和恰当,态度和蔼可亲	2		
操作前准备	15	评估	5		
		备齐用物,放置合理	4		
		检查负压吸引装置,设备性能是否完好	2		
		调节负压大小适宜	4		
操作过程	55	核对床号、姓名,对清醒患者进行解释,取得配合	4		
		用物放于床头柜上,顺序合理	2		
		协助患者取合适体位,垫治疗巾	4		
		检查患者口腔,取下活动义齿	4		
		打开盛有生理盐水的冲洗水罐	4		
		吸痰前给予高浓度氧气吸入	3		
		调节负压大小适宜	3		
		撕开吸痰管外包装前端,将吸痰管抽出并盘绕在手中,根部与负压管相连,试吸手法、顺序正确	4		
		迅速并轻轻地经口(鼻)插入吸痰管,遇阻力略上提后加负压,边上提边旋转吸引,吸痰管插入适宜	5		
		吸引时间:一次不超过 15 s。如痰液较多,需要再次吸引,应间隔 3~5 min,并更换吸痰管,连续吸痰不超过 3 次	5		
		吸痰顺序正确(先口腔,再鼻腔)	3		
		吸痰过程中观察患者痰液情况、血氧饱和度、生命体征的变化	5		
		冲洗吸痰管和负压吸引管,如需再次吸痰应重新更换吸痰管,擦干口鼻	4		
		用后吸痰管处理正确,关闭吸引器	3		
		吸痰后将氧流量调至原来水平	2		
健康教育	10	针对性强,沟通效果良好	4		
		指导患者有效咳嗽及吸痰时的配合内容	6		
操作后处理	10	及时清理留在患者面前的污物,协助患者取安全、舒适的体位,整理床单位	3		

（续表）

项　目	项目总分	要　　求	标准分	得分	备注
		洗手,脱口罩,记录	2		
		判断准确,操作轻柔、节力、无菌	5		
用物处理	5	金属物品送供应室消毒;一次性用物、辅料类物品集中放置,统一处理;玻璃接头试管、吸引瓶及吸痰皮管,每天更换	5		
总　　分	100				

（吴友成）

第七节　胃肠减压术

一　学习目标

(1) 了解肠梗阻患者的临床表现和治疗方法。
(2) 了解胃肠减压的目的。
(3) 掌握更换胃肠减压器的操作流程。

二　情景导入

　　孟某,女,52 岁,因停止排便、排气 2 日,伴恶心、呕吐于急诊就诊,T 36.5℃,P 78 次/分,R 18 次/分,BP 113/69 mmHg。查体:神志清醒,发育正常,营养良好,腹平,无胃肠型及蠕动波,未见腹壁静脉曲张;腹软,有压痛,无反跳痛,无肌抵抗,未扪及包块,肝颈反流征(一),Murphy 征(一),肝区无叩痛,双侧肾区无叩痛,移动性浊音(一),胃振水音(一),肠鸣音无亢进。入院后完善检查:血常规白细胞 3.96×10^9/L;中性粒细胞比值 80%;腹部 CT 提示小肠梗阻。既往有胃大部切除术史,无慢性病史,无食物、药物过敏史。为进一步治疗拟以"小肠梗阻"收治入普外科。

　　医疗诊断:小肠梗阻。

　　现患者意识清醒,自理能力评分 60 分,部分能自理,医生开出医嘱"胃肠减压"(见表 1 - 7 - 1)。

表 1 - 7 - 1　长期医嘱单

科室:普外科　　　　　　　　　　　　　　　　　　　　　　　　日期:2021 - 11 - 05

医嘱类型	日期	时间	医生姓名	医嘱类型	医嘱内容
长期	2021 - 11 - 05	9:00	郑二	治疗医嘱	胃肠减压(qd)

工作过程

1. 思考与准备

(1) 胃肠减压前需要评估哪些内容? 应如何评估?

(2) 需要准备哪些用物?

(3) 在治疗操作过程中,需给予患者哪些健康教育?

2. 具体操作流程(见图1-7-1)

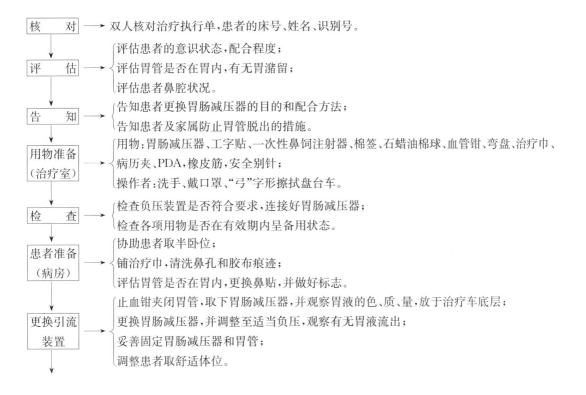

| 核　对 | → | 双人核对治疗执行单,患者的床号、姓名、识别号。 |

| 评　估 | → | 评估患者的意识状态,配合程度;
评估胃管是否在胃内,有无胃潴留;
评估患者鼻腔状况。 |

| 告　知 | → | 告知患者更换胃肠减压器的目的和配合方法;
告知患者及家属防止胃管脱出的措施。 |

| 用物准备
(治疗室) | → | 用物:胃肠减压器、工字贴、一次性鼻饲注射器、棉签、石蜡油棉球、血管钳、弯盘、治疗巾、
病历夹、PDA,橡皮筋,安全别针;
操作者:洗手、戴口罩、"弓"字形擦拭盘台车。 |

| 检　查 | → | 检查负压装置是否符合要求,连接好胃肠减压器;
检查各项用物是否在有效期内呈备用状态。 |

| 患者准备
(病房) | → | 协助患者取半卧位;
铺治疗巾,清洗鼻孔和胶布痕迹;
评估胃管是否在胃内,更换鼻贴,并做好标志。 |

| 更换引流
装置 | → | 止血钳夹闭胃管,取下胃肠减压器,并观察胃液的色、质、量,放于治疗车底层;
更换胃肠减压器,并调整至适当负压,观察有无胃液流出;
妥善固定胃肠减压器和胃管;
调整患者取舒适体位。 |

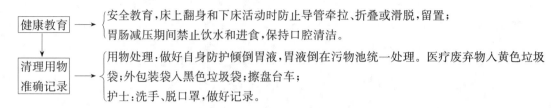

健康教育 → 安全教育,床上翻身和下床活动时防止导管牵拉、折叠或滑脱,留置;
胃肠减压期间禁止饮水和进食,保持口腔清洁。

清理用物
准确记录 → 用物处理:做好自身防护倾倒胃液,胃液倒在污物池统一处理。医疗废弃物入黄色垃圾袋;外包装袋入黑色垃圾袋;擦盘台车;
护士:洗手、脱口罩,做好记录。

图1-7-1 胃肠减压操作流程图

四 进阶练习

1. 证明胃管在胃内的方法有哪些?

2. 如果胃肠减压内胃液为零,应该怎么处理?

五 评分标准 （见表1-7-2）

表1-7-2 更换胃肠减压器的操作评分标准

项 目		项目总分	要 求	标准分	得分	备注
素质要求		5	服装、鞋帽整洁	1		
			仪表大方,举止端庄	2		
			语言柔和恰当、态度和蔼可亲	2		
评估患者		8	评估患者的意识,配合程度	2		
			评估胃管是否在胃内	2		
			评估患者有无胃潴留	2		
			评估患者鼻腔状况	2		
操作过程	用物准备	5	洗手戴口罩	2		
			备齐用物,携物至患者旁	3		
	患者准备	43	核对,解释	2		
			如病情允许,选择半卧位	4		
			铺治疗巾,置弯盘	4		
			取下鼻贴	2		

（续表）

项　目	项目总分	要　求	标准分	得分	备注
		清水棉签清洁鼻孔	4		
		更换鼻贴,固定,做好尺度标志	6		
		夹闭胃管,取下胃肠减压器	2		
		观察胃液的色、质、量,放于治疗车底层	5		
		更换胃肠减压器,并调整至适当负压	6		
		取下止血钳,观察有无胃液流出	2		
		妥善固定胃肠减压器和胃管	3		
		清理用物,整理床单位,给予合适体位	3		
操作后处理	9	正确处理用物	6		
		做好记录	3		
熟练程度	10	动作轻巧、稳重、准确	5		
		顺序清晰,操作时间为 10～15 min	5		
健康教育	20	安全宣教	10		
		注意事项	10		
总　　分	100				

（姜建玲）

第八节　膀胱冲洗术

一 学习目标

（1）掌握膀胱冲洗的目的和适用范围。
（2）掌握膀胱冲洗前患者的评估。
（3）掌握实施膀胱冲洗的操作步骤。

二 情景导入

　　李某,男,76岁,2周前行膀胱肿瘤切除术,1日前出现全程肉眼血尿,尿色暗红,无明显血块,无尿痛,无尿频、尿急,无发热,无恶心、呕吐,血尿可自行好转。因反复血尿,急诊入院。CT 提示:膀胱积血,膀胱内导尿管留置位置改变,导尿管局部外凸伴周围脓肿。为进一步治疗收入泌尿外科病房。现患者意识清醒,自理能力评分25分,重度依赖。

医疗诊断:膀胱肿瘤术后膀胱出血。

医生开具医嘱"0.9%生理盐水3 000 ml膀胱持续冲洗qd",见表1-8-1。

表1-8-1　长期医嘱单

科室:泌尿外科　　　　　　　　　　　　　　　　　　　　　日期:2021-11-08

医嘱类型	日期	时间	医生姓名	医嘱类型	医嘱内容
长期	2021-11-08	9:00	林一	治疗医嘱	0.9% NS 3 000 ml 膀胱持续冲洗 qd

三 工作过程

1. 思考与准备

(1) 膀胱冲洗前需要评估的内容有哪些? 应如何评估?

(2) 膀胱冲洗前需要准备哪些用物?

(3) 在治疗操作过程中,需给予患者的健康教育有哪些?

2. 具体操作流程(见图1-8-1)

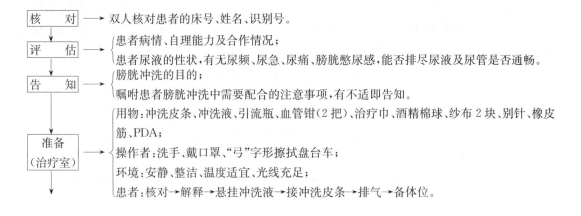

核　对 → 双人核对患者的床号、姓名、识别号。

评　估 → 患者病情、自理能力及合作情况;
患者尿液的性状,有无尿频、尿急、尿痛、膀胱憋尿感,能否排尽尿液及尿管是否通畅。

告　知 → 膀胱冲洗的目的;
嘱咐患者膀胱冲洗中需要配合的注意事项,有不适即告知。

准　备
(治疗室) → 用物:冲洗皮条、冲洗液、引流瓶、血管钳(2把)、治疗巾、酒精棉球、纱布2块、别针、橡皮筋、PDA;
操作者:洗手、戴口罩、"弓"字形擦拭盘台车;
环境:安静、整洁、温度适宜、光线充足;
患者:核对→解释→悬挂冲洗液→接冲洗皮条→排气→备体位。

（1）夹导尿管、造瘘管。

有造瘘管接管法：

① 酒精棉球消毒导尿管与集尿袋衔接处 2 遍，第 3 只酒精棉球消毒固定，接膀胱冲洗皮条。松血管钳、开放导尿管。

② 按上述方法消毒造瘘管与集尿袋衔接处，接排液管，松血管钳、开放造瘘管。

三腔导尿管接管法：

① 酒精棉球消毒导尿管冲洗口处 2 遍，第 3 只酒精棉球消毒固定，接冲洗皮条。松血管钳、开放导尿管。

② 按上述方法消毒导尿管与集尿袋衔接处，接排液管，松血管钳、开放造瘘管。

造瘘管接管法：

① 冲洗管连接造瘘管，松血管钳，遵医嘱调节滴速至 80～100 滴/分；

② 用药后，保留 15～30 min，接集尿袋引流。

（2）调节滴速（根据尿液色泽）；观察冲洗通畅程度。

（3）妥善固定。

冲洗膀胱 →

健康教育 → 告知膀胱冲洗的目的和配合事项；保持引流管通畅，翻身时注意不要牵拉引流管。

处　理 → 引流液及尿液倒弃（按各医院的方式处理）；冲洗皮条毁形后处理。

图 1-8-1　膀胱冲洗术操作流程图

四 进阶练习

如果患者出现腹胀、尿液排不出，应该如何处理？

五 评分标准 （见表 1-8-2）

表 1-8-2　膀胱冲洗术评分标准

项　目	项目总分	要　　求	标准分	得分	备注
素质要求	5	服装、鞋帽整洁	1		
		仪表大方、端庄	2		
		语言柔和恰当，态度和蔼可亲	2		
操作前准备	10	核对医嘱、评估	5		
		洗手、戴口罩	2		
		备齐用物（检查冲洗液、贴瓶贴）	3		

(续表)

项　目		项目总分	要　　求	标准分	得分	备注
操作过程	患者准备	8	核对、解释	4		
			安置体位,铺治疗巾、放置弯盘	4		
	冲洗前准备	42	悬挂冲洗液(距患者骨盆约 1 m)	4		
			接冲洗皮条	3		
			排气	3		
			夹导尿管、造瘘管,松固定	2		
			接管:酒精棉球消毒导尿管与集尿袋衔接处 2 遍,第 3 只酒精棉球消毒固定	8		
			接冲洗皮条	4		
			松血管钳、开放导尿管	3		
	冲洗膀胱	10	按上述方法消毒造瘘管与集尿袋衔接处	8		
			接排液管	4		
			松血管钳、开放造瘘管	3		
			调节滴速(根据尿液色泽)80～100 滴/分	2		
			观察冲洗通畅程度	2		
			妥善固定	4		
			清理用物,整理床单位	2		
健康教育		10	告知膀胱冲洗的目的和配合事项	10		
操作后处理		10	观察引流液色、质	2		
			处理集尿袋、冲洗皮条	2		
			处理其他用物	2		
			处理引流液及尿液	2		
			洗手、脱口罩、记录	2		
熟练程度		5	动作轻巧、稳当、准确	2		
			顺序清晰	3		
总　　分		100				

(朱琛菲)

第九节　造口护理

一　学习目标

（1）掌握伤口造口评估的内容。

（2）掌握不同造口产品的适用范围。

（3）掌握伤口造口护理的操作流程。

（4）熟悉造口护理的目的。

（5）了解造口患者心理护理的方法。

二　情景导入

丁某，男，67岁，因出现反复便血2月余门诊入院。直肠指检：肛门括约肌紧张度正常，指检可触及肿物，距肛门约7 cm，指套沾血。肠镜检查：距肛门口10 cm处可见一直径约3.5 cm覆污苔凹陷，周围黏膜增生隆起，取活检，病理提示直肠癌。现患者意识清醒，自理能力评分60分，部分能自理。既往有高血压病史，无食物、药物过敏史。为进一步治疗门诊拟以"直肠肿物"收入普外科。完善各项检查后，行腹腔镜下直肠根治术＋末端回肠造口术。

医疗诊断：①直肠癌；②高血压病1级。

术后医生开具医嘱"造口护理"（见表1-9-1）。

表1-9-1　长期医嘱单

科室：普外科　　　　　　　　　　　　　　　　　　　　　　　　　日期：2021-06-29

医嘱类型	日期	时间	医生姓名	医嘱类型	医嘱内容
长期	2021-6-29	8：00	林一	治疗医嘱	造口护理（qod）

三　工作过程

1. 思考与准备

（1）给患者进行造口护理前需要评估的内容有哪些？应如何评估？

（2）需要准备哪些用物？

（3）在治疗操作过程中,需给予患者的健康教育有哪些?

2. 具体操作流程(见图 1‑9‑1)

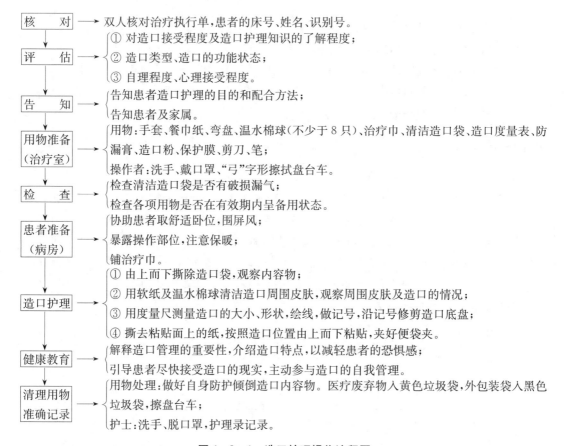

核　　对	→	双人核对治疗执行单,患者的床号、姓名、识别号。
评　　估	→	① 对造口接受程度及造口护理知识的了解程度; ② 造口类型、造口的功能状态; ③ 自理程度、心理接受程度。
告　　知	→	告知患者造口护理的目的和配合方法; 告知患者及家属。
用物准备 (治疗室)	→	用物:手套、餐巾纸、弯盘、温水棉球(不少于 8 只)、治疗巾、清洁造口袋、造口度量表、防漏膏、造口粉、保护膜、剪刀、笔; 操作者:洗手、戴口罩、"弓"字形擦拭盘台车。
检　　查	→	检查清洁造口袋是否有破损漏气; 检查各项用物是否在有效期内呈备用状态。
患者准备 (病房)	→	协助患者取舒适卧位,围屏风; 暴露操作部位,注意保暖; 铺治疗巾。
造口护理	→	① 由上而下撕除造口袋,观察内容物; ② 用软纸及温水棉球清洁造口周围皮肤,观察周围皮肤及造口的情况; ③ 用度量尺测量造口的大小、形状,绘线,做记号,沿记号修剪造口底盘; ④ 撕去粘贴面上的纸,按照造口位置由上而下粘贴,夹好便袋夹。
健康教育	→	解释造口管理的重要性,介绍造口特点,以减轻患者的恐惧感; 引导患者尽快接受造口的现实,主动参与造口的自我管理。
清理用物 准确记录	→	用物处理:做好自身防护倾倒造口内容物。医疗废弃物入黄色垃圾袋,外包装袋入黑色垃圾袋,擦盘台车; 护士:洗手、脱口罩,护理录记录。

图 1‑9‑1　造口护理操作流程图

四 进阶练习

1. 回肠造口与结肠造口有哪些区别?

2. 在造口护理过程中,如果造口黏膜有出血应该如何处理?

五 评分标准 〉〉〉 （见表 1-9-2）

表 1-9-2 造口护理的操作评分标准

项 目	项目总分	要 求	标准分	得分	备注
素质要求	5	服装、鞋帽整洁	1		
		仪表大方，举止端庄	2		
		语言柔和恰当，态度和蔼可亲	2		
操作前准备	15	评估	5		
		洗手，戴口罩	2		
		备齐用物	3		
操作过程	患者准备	20	核对，解释	4		
			关门窗，围屏风	2		
			暴露，注意保暖	3		
			铺治疗巾（或棉垫）	3		
			协助患者取舒适卧位	3		
	操作要点	31	由上而下撕离已用的造口袋	2		
			观察内容物	5		
			用温水清洁造口及周围皮肤	5		
			观察周围皮肤及造口情况	5		
			用造口量度表测量造口的大小、形状	5		
			绘线，做记号	3		
			沿记号修剪造口袋底盘，必要时可涂防漏膏、保护膜	10		
			撕去粘贴面上的纸，按照造口位置由上而下将造口袋贴上，夹好便袋夹	10		
健康教育		解释造口重要性，强调自我操作的必要性	5		
		介绍造口特点，以减轻恐惧感	5		
操作后处理	5	处理污物	2		
		引流袋毁形后集中处理	3		
		处理其他用物	2		
		洗手，脱口罩，记录	3		
熟练程度		动作轻巧、稳当、准确	2		
		无皮肤破损，无伤口污染	3		
总 分	100				

（姜建玲）

第十节　脑室引流

一　学习目标

（1）掌握脑室引流的护理操作。

（2）掌握预防脑室引流导管相关性感染的注意事项。

（3）掌握脑室引流病情观察的基本内容。

二　情景导入

> 　　王某,男,65岁,因突发意识不清2h伴恶心呕吐,120入院。CT提示基底节出血,既往有高血压病史5年。拟以"脑出血"收治入院,即刻在全麻下行"脑内血肿清除术",置脑室引流管一根。术后 T 36.6℃,P 90 次/分,R 18 次/分,BP 196/112 mmHg,神志不清,查体不配合,语言含糊不清,GCS评分8分,双侧瞳孔等大等圆,直径约3 mm,对光反射消失。
>
> 　　医疗诊断:①基底节出血;②高血压病。
>
> 　　现患者术后意识较差,引流管需更换,床位医生开出临时医嘱"更换脑室引流管"(见表1-10-1)。

表 1-10-1　临时医嘱单

科室:神经外科　　　　　　　　　　　　　　　　　　　　日期:2021-10-31

医嘱类型	日期	时间	医生姓名	医嘱类型	医嘱内容
临时	2021-10-31	9:00	林一	治疗医嘱	更换脑室引流管

三　工作过程

1. 思考与准备

（1）脑室引流管的用物准备有哪些?

（2）脑室引流管更换时的注意事项有哪些?

2. 具体操作流程(见图 1 – 10 – 1)

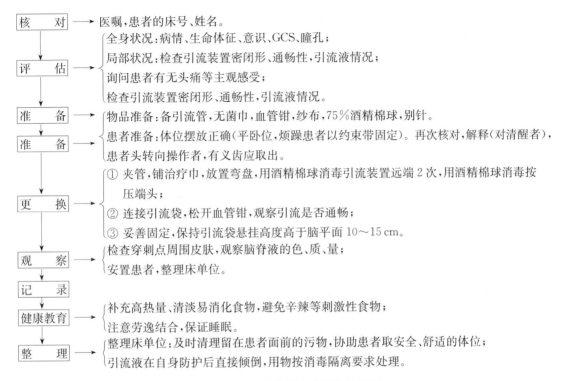

图 1 – 10 – 1　脑室引流管操作流程图

(四) 进阶练习

1. 简述脑室引流管的放置高度及原理。

2. 脑室引流管在搬动时应如何护理?

五　评分标准　（见表 1-10-2）

表 1-10-2　脑室引流评分标准

项　目		项目总分	要　求	标准分	得分	备注
素质要求		5	服装、鞋帽整洁	1		
			仪表大方、举止端庄	2		
			语言柔和恰当,态度和蔼可亲	2		
操作前准备	评估	25	评估患者病情(意识、瞳孔等)、生命体征,询问有无头痛等主观感受	5		
			检查引流装置密闭性、引流管通畅性、引流液情况	5		
	用物		洗手,戴口罩,备齐用物	5		
	环境		关门窗,必要时置屏风或隔帘,家属及陪客离开病室	5		
	患者		核对,清醒者做好解释,体位摆放正确、安全(烦躁者予约束带固定)	5		
操作过程	夹管	37	夹管,铺治疗巾,放置弯盘	5		
	取注射器		检查注射器并拆除包装	5		
	消毒		用酒精棉球消毒引流装置远端头 2 次,再消毒按压端头	5		
	放液		更换引流袋	5		
	松管		松开血管钳	5		
	观察		观察引流是否通畅	5		
	固定		妥善固定,保持引流袋悬挂高度高于脑平面10～15 cm	5		
	检查		检查穿刺点周围皮肤	2		
操作后固定		15	安置患者,整理床单位	3		
			观察脑脊液的色、质、量	4		
			清理用物(必要时标本送验)	4		
			洗手,记录	4		
健康教育		8	避免辛辣等刺激性食物	4		
			保证睡眠,加强功能锻炼	4		
熟练程度		10	操作熟练,注意无菌操作原则	5		
			操作时间为 10～15 min	5		
总　　分		100				

(焦　莉)

第十一节　T形管引流

一　学习目标

（1）掌握密闭式 T 形管引流的护理操作。

（2）熟悉 T 形管引流患者的健康教育。

（3）了解 T 形管引流的目的，遵医嘱正确摆放体位。

二　情景导入

> 肖某，男，48 岁，进食后右上腹疼痛 1 月于门诊就诊。患者 1 月前出现进食后右上腹疼痛，痛不剧，可自行缓解，未治疗，症状反复出现。于外院查 B 超示：脂肪肝，胆囊充满型结石，胰脾肾未见明显异常。完善相关检查，腹部 CT 示：胆囊结石，胆总管结石。现为进一步治疗，门诊拟以"胆总管结石、胆囊结石伴胆囊炎"收治入院。入院完善相关检查后，在全麻下行腹腔镜下胆总管探查取石＋胆囊切除术＋T 管引流术，胆总管放置 21 号"T"管，右侧膈下及肝下胆囊床各置负压球引流 1 根。
>
> 术后返回病房后，医生开出医嘱"T 形管引流护理"（见表 1 - 11 - 1）。

表 1 - 11 - 1　长期医嘱单

科室：普外科　　　　　　　　　　　　　　　　　　　　　　　　　　日期：2021 - 10 - 31

医嘱类型	日期	时间	医生姓名	医嘱类型	医嘱内容
长期	2021 - 10 - 31	9:00	林一	治疗医嘱	T 形管引流护理

三　工作过程

1. 思考与准备

（1）执行 T 形管引流护理前评估的内容有哪些？应如何进行用物准备？

（2）在操作过程中，你会对患者进行哪些健康教育？

2. 具体操作流程(见图 1‑11‑1)

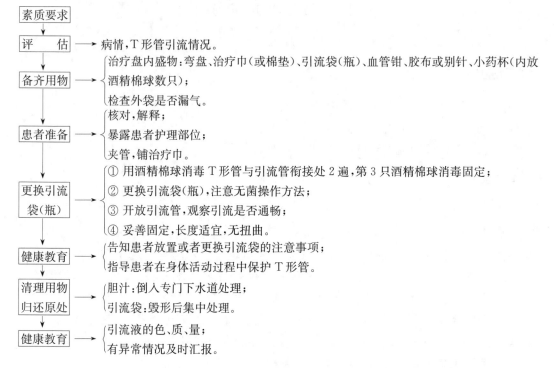

素质要求

评　估 → 病情,T 形管引流情况。

备齐用物 → {治疗盘内盛物:弯盘、治疗巾(或棉垫)、引流袋(瓶)、血管钳、胶布或别针、小药杯(内放酒精棉球数只);
检查外袋是否漏气。

患者准备 → {核对,解释;
暴露患者护理部位;
夹管,铺治疗巾。

更换引流袋(瓶) → {① 用酒精棉球消毒 T 形管与引流管衔接处 2 遍,第 3 只酒精棉球消毒固定;
② 更换引流袋(瓶),注意无菌操作方法;
③ 开放引流管,观察引流是否通畅;
④ 妥善固定,长度适宜,无扭曲。

健康教育 → {告知患者放置或者更换引流袋的注意事项;
指导患者在身体活动过程中保护 T 形管。

清理用物归还原处 → {胆汁:倒入专门下水道处理;
引流袋:毁形后集中处理。

健康教育 → {引流液的色、质、量;
有异常情况及时汇报。

图 1‑11‑1　T 形管引流的护理操作流程图

四 进阶练习

(1) 如何做好 T 形管引流的延续护理?

(2) 如何观察并记录胆汁的量和性状?

(3) 在观察全身情况时,碰到哪些情况需及时联系医生进行处理?

五　评分标准　　　（见表 1-11-2）

表 1-11-2　T 管引流的评分标准

项　目	项目总分	要　求	标准分	得分	备注
素质要求	5	服装、鞋帽整洁	1		
		仪表大方，举止端庄	2		
		语言柔和恰当，态度和蔼可亲	2		
操作前准备	15	评估	5		
		核对医嘱，擦治疗车	2		
		洗手，戴口罩	2		
		备齐用物	3		
操作过程	患者准备 20	检查外袋是否漏气	3		
		核对，解释（请患者右上臂抬高并侧卧位）	6		
		暴露，松固定	4		
		夹管	4		
		铺治疗巾，放置用物打开外袋检查引流袋	6		
	操作要点 31	用酒精棉球消毒 T 形管与引流袋衔接处 2 次，用第 3 只酒精棉球消毒固定	10		
		更换引流袋，注意无菌操作方法	10		
		开放引流管，观察引流是否通畅，检查引流管周围皮肤	6		
		固定引流管，长度适宜，无扭曲	5		
健康教育	10	告知患者放置或更换引流袋的注意事项	5		
		指导患者在身体活动过程中保护 T 形管	5		
操作后处理（医院规章）	14	清理用物，整理床单位	4		
		观察，测定胆汁，处理胆汁	2		
		处理引流袋	2		
		处理其他污物	2		
		处理其他用物	2		
		洗手，脱口罩，记录	2		
熟练程度	5	动作轻巧、稳当、准确	2		
		注意无菌操作，操作时间为 10 min	3		
总　　分	100				

（陈耘瑞）

第十二节　倾倒负压球引流液

一　学习目标

（1）掌握倾倒负压球引流液的技术操作。
（2）掌握甲状腺术后患者术后评估及病情观察要点。

二　情景导入

　　王某,女,68 岁,体检发现左侧甲状腺结节 10 余日,颈部超声提示左侧甲状腺上极可见一低回声,大小约 8 mm×8 mm,考虑 TI-RADS4a,完善细胞学检查提示甲状腺左叶意义不明确的非典型甲状腺滤泡上皮,为进一步治疗,门诊拟以"左侧甲状腺结节"收入普外科。次日在全麻下行"腔镜下左侧甲状腺结节切除术",伤口包扎良好,干净无外渗,伤口处置负压引流管两根,引流通畅、引流液呈淡血性,固定良好。患者意识清醒,自理能力评分 80 分,生活完全自理。

　　医疗诊断:甲状腺结节。

　　医生根据患者伤口引流情况,开具医嘱"伤口引流管护理 qd"(见表 1-12-1)。

表 1-12-1　长期医嘱单

科室:普外科　　　　　　　　　　　　　　　　　　　　　　　　日期:2021-10-31

医嘱类型	日期	时间	医生姓名	医嘱类型	医嘱内容
长期	2021-10-31	9:00	林一	护理治疗医嘱	伤口引流管护理 qd

三　工作过程

1. 思考与准备

（1）倒负压球引流液前需要评估的内容有哪些？应如何评估？

（2）应如何进行用物准备？

（3）在治疗操作过程中,需对患者进行哪些健康教育?

2. 具体操作流程(见图 1 - 12 - 1)

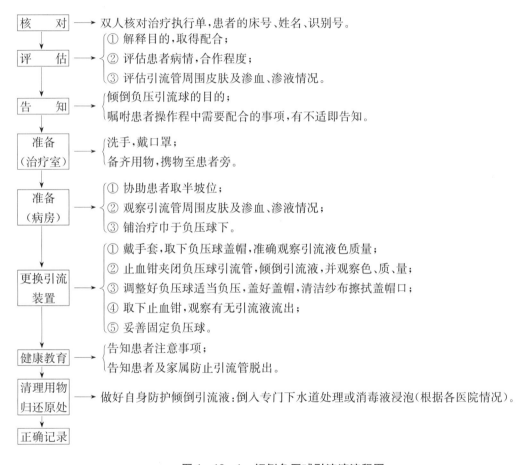

核　　对 → 双人核对治疗执行单,患者的床号、姓名、识别号。

评　　估 →
① 解释目的,取得配合;
② 评估患者病情,合作程度;
③ 评估引流管周围皮肤及渗血、渗液情况。

告　　知 →
倾倒负压引流球的目的;
嘱咐患者操作程中需要配合的事项,有不适即告知。

准备(治疗室) →
洗手,戴口罩;
备齐用物,携物至患者旁。

准备(病房) →
① 协助患者取半坡位;
② 观察引流管周围皮肤及渗血、渗液情况;
③ 铺治疗巾于负压球下。

更换引流装置 →
① 戴手套,取下负压球盖帽,准确观察引流液色质量;
② 止血钳夹闭负压球引流管,倾倒引流液,并观察色、质、量;
③ 调整好负压球适当负压,盖好盖帽,清洁纱布擦拭盖帽口;
④ 取下止血钳,观察有无引流液流出;
⑤ 妥善固定负压球。

健康教育 →
告知患者注意事项;
告知患者及家属防止引流管脱出。

清理用物归还原处 → 做好自身防护倾倒引流液:倒入专门下水道处理或消毒液浸泡(根据各医院情况)。

正确记录

图 1 - 12 - 1　倾倒负压球引流液流程图

(四) 进阶练习

如果倾倒引流液的过程中发现引流液颜色鲜红,量大于 150 ml,应如何处理?

五 评分标准 （见表1-12-2）

表1-12-2 倾倒负压球引流液的操作评分标准

项　目	项目总分	要　求	标准分	得分	备注
素质要求	5	服装、鞋帽整洁	1		
		仪表大方，举止端庄	2		
		语言柔和恰当、态度和蔼可亲	2		
评估患者	8	解释目的，取得配合	4		
		评估患者病情，合作程度	4		
操作前准备	5	洗手，戴口罩	2		
		备齐用物，携物至患者旁	3		
操作过程　患者准备	43	核对，解释	4		
		选择适当体位	2		
		观察引流管周围皮肤及渗血、渗液情况	4		
		铺治疗巾	2		
		戴手套，取下负压球盖帽，负压球呈正压状态后盖上盖帽	4		
		止血钳夹闭负压球引流管，倾倒引流液	6		
		观察色、质、量，放于治疗车下层	6		
		调整好负压球，适当负压，清洁纱布擦拭盖帽口	5		
		取下止血钳，观察有无引流液流出	4		
		妥善固定负压球	3		
		清理用物，整理床单位，给予合适体位	3		
操作后处理	9	告知注意事项，防止导管滑脱	3		
		告知患者保持伤口周围清洁干燥	3		
		正确处理用物，记录	3		
熟练程度	10	动作轻巧、稳重、准确	5		
		顺序清晰，操作时间为10～15 min	5		
理论	20	留置负压球的目的	10		
		注意事项	10		
总　分	100				

（庄玉莲）

第十三节　密闭式静脉输血

学习目标

（1）了解胸腔出血情况的初步判断标准。

（2）熟悉输血不良反应的处理方法。

（3）掌握密闭式输血技术的操作。

（4）掌握密闭式静脉输血的注意事项。

情景导入

　　王某,男,33岁,2h前因车祸急诊入院。查体:患者神清、气促,发育正常,营养正常,表情痛苦,被动体位,左侧胸廓挤压痛(＋),皮下未闻及明显捻发音,左上肺呼吸音低,右肺呼吸音基本正常,左下肺可及湿啰音。患者面色苍白,贫血貌,血压80/45 mmHg。CT:左肺压缩50％,伴大量胸腔积液,左侧4～7肋肋骨骨折。红细胞计数2.2×10⁹/L,血红蛋白60 g/L,血细胞比容21％。既往体健,否认食物、药物过敏史。为进一步治疗拟以"肋骨骨折"收入胸外科。

　　医疗诊断:①左侧创伤性血气胸;②左肺挫伤;③左侧4～7肋肋骨骨折。

　　患者出现创伤性出血,医生开具医嘱"紧急输红细胞2U,血浆2U"(见表1-13-1)。

表1-13-1　临时医嘱单

科室:胸外科　　　　　　　　　　　　　　　　　　　　　　　　日期:2021-11-10

医嘱类型	日期	时间	医生姓名	医嘱内容
临时	2021.11.10	9:00	朱三	输血前检查
临时	2021.11.10	9:00	朱三	血型鉴定
临时	2021.11.10	9:00	朱三	交叉配血
临时	2021.11.10	9:00	朱三	血浆:血浆2 U(100 ml); 悬浮红细胞:悬浮红细胞2 U; 输血目的:改善贫血; 输血地点:病房
临时	2021.11.10	9:00	朱三	盐酸异丙嗪注射液25 mg,肌内注射
临时	2021.11.10	9:00	朱三	0.9％氯化钠注射液250 ml,静滴,输血前后冲管用

三 工作过程

1. 思考与准备

(1) 输血的目的是什么?

(2) 输血的关键注意点有哪些?

(3) 输血的注意事项有哪些?

2. 具体操作流程(见图 1-13-1)

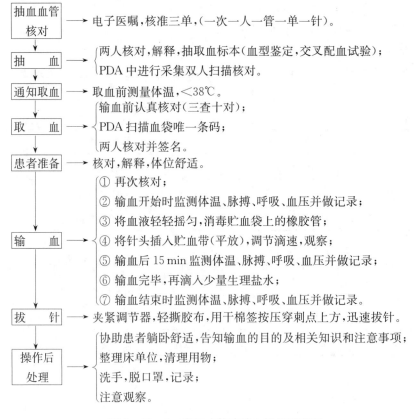

抽血血管核对	→ 电子医嘱,核准三单,(一次一人一管一单一针)。
抽 血	→ 两人核对,解释,抽取血标本(血型鉴定,交叉配血试验); PDA中进行采集双人扫描核对。
通知取血	→ 取血前测量体温,<38℃。
取 血	→ 输血前认真核对(三查十对); PDA扫描血袋唯一条码; 两人核对并签名。
患者准备	→ 核对,解释,体位舒适。
输 血	→ ① 再次核对; ② 输血开始时监测体温、脉搏、呼吸、血压并做记录; ③ 将血液轻轻摇匀,消毒贮血袋上的橡胶管; ④ 将针头插入贮血带(平放),调节滴速,观察; ⑤ 输血后15 min监测体温、脉搏、呼吸、血压并做记录; ⑥ 输血完毕,再滴入少量生理盐水; ⑦ 输血结束时监测体温、脉搏、呼吸、血压并做记录。
拔 针	→ 夹紧调节器,轻撕胶布,用干棉签按压穿刺点上方,迅速拔针。
操作后处理	→ 协助患者躺卧舒适,告知输血的目的及相关知识和注意事项; 整理床单位,清理用物; 洗手,脱口罩,记录; 注意观察。

图 1-13-1 密闭式静脉输血操作流程图

四 进阶练习

1. 输血时如穿刺不成功应如何处理?

2. 输血发生过敏性休克应如何处置?

五 评分标准　　（见表 1-13-2）

表 1-13-2　密闭式输血操作评分标准

项　目		项目总分	要　　求	标准分	得分	备注
素质要求		5	服装、鞋帽整洁	1		
			仪表大方,举止端庄	2		
			语言柔和恰当,态度和蔼可亲	2		
操作前准备		10	评估	4		
			洗手,戴口罩	2		
			备齐用物,放置合理	4		
操作过程	核对	58	发送输血电子医嘱 两名注册护士核准三单(一次一人一管一单一针)	4		
			两人核对,抽取血标本(血型鉴定,交叉配血试验) PDA 中进行采集双人扫描核对 取血前测量体温,<38℃	6		
			输血前认真核对(三查十对) PDA 扫描血袋唯一条码	8		
			两人核对并签名	4		
			按密闭式静脉输液法先输少量生理盐水	6		
	患者准备		核对,解释	2		
			体位舒适	2		
	输血		再次核对 输血开始时监测体温、脉搏、呼吸、血压并做记录	2		

(续表)

项　目		项目总分	要　　求	标准分	得分	备注
			将血液轻轻摇匀,消毒贮血袋上的橡胶管	6		
			将针头插入贮血带(平放)	4		
			调节滴速,观察 输血后15 min监测体温、脉搏、呼吸、血压并做记录	4		
			输血完毕,再滴入少量生理盐水 输血结束时监测体温、脉搏、呼吸、血压并做记录	2		
	拔针		夹紧调节器,轻撕胶布	4		
			用干棉签按压穿刺点上方	2		
			迅速拔针	2		
健康教育		8	针对性强,护患沟通效果好	2		
			告知输血的目的及相关知识注意事项	6		
操作后处理		10	协助患者躺卧舒适	2		
			整理床单位,清理用物	2		
			洗手,脱口罩,记录	2		
			注意观察	4		
熟练程度		9	动作轻巧、准确、稳重,无菌观念强	6		
			注意节力原则	3		
总　　分		100				

(周贺娜)

第二章

内科护理实践

第一节　约束带的使用

学习目标

(1) 掌握保护性约束的应用指征。
(2) 掌握约束带使用的目的。
(3) 掌握约束患者的评估及观察要点。
(4) 掌握各类保护性约束的方法及适用人群。

情景导入

　　王某,女,36 岁。因着凉后出现抽搐,伴胡言乱语 3 日来院急诊。有发作性头痛病史 5 年,右耳听力减退,逐渐加重出现双耳听力减退,并佩戴助听器。3 年前因上呼吸道感染出现右侧肢体活动无力,右侧视野缩小,伴有癫痫发作 1 次,持续 10 min 以上。予丁苯酞、左乙拉西坦、硫辛酸、辅酶 Q10、易善复及维生素药物口服后自主断药。本次以癫痫、精神异常再次发病入院,完善颅脑 CT、磁共振检查后以线粒体脑肌病收治入院。

　　医疗诊断:线粒体脑肌病(MELAS 综合征散发型)。

　　现患者神志不清,烦躁不安,有受伤和拔管可能,医生开具医嘱"约束带约束 prn"(见表 2 - 1 - 1)。

表 2 - 1 - 1　长期医嘱单

病区:神经内科 　　　　　　　　　　　　　　　　　　　　　　日期:2021 - 11 - 06

医嘱类型	日期	时间	医生姓名	医嘱类型	医嘱内容
长期	2021 - 11 - 06	9:00	林一	文字医嘱	约束带约束 prn

三 工作过程

1. 思考与准备

(1) 在进行保护性约束前需要评估哪些内容?

(2) 在进行保护性约束前如何做好患者家属的解释工作?

(3) 在进行保护性约束的过程中,需要重点观察哪些方面?

2. 具体操作流程(见图 2-1-1)

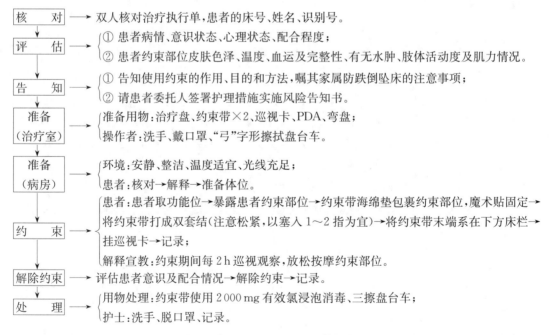

图 2-1-1　约束操作流程

四　进阶练习 ⫸⫸⫸

在临床中,以约束双手为主,还有哪些部位可以进行约束?

五　评分标准 ⫸⫸⫸　（见表2-1-2）

表2-1-2　约束带的使用评分标准

项　目	项目总分	要　求	标准分	得分	备注
素质要求	5	服装、鞋帽整洁	1		
		仪表大方、举止端庄	2		
		语言柔和恰当、态度和蔼可亲	2		
操作前准备	10	评估	5		
		根据约束带部位准备棉垫、保护带或大单、绷带等	5		
操作过程	60	肢体约束　暴露患者腕部和踝部	4		
		肢体约束　将保护带打成双套结套在棉垫外,稍拉紧,使之不松脱	4		
		肢体约束　将保护带系于两侧床沿	4		
		肢体约束　为患者盖好盖被,整理床单位及用物	4		
		肩部约束　暴露患者双肩	5		
		肩部约束　将患者双肩腋下垫棉垫	5		
		肩部约束　将保护带置于患者双肩下,两侧分别穿过患者腋下,在背部交叉后分别固定于床头	5		
		肩部约束　为患者盖好盖被,整理床单位及用物	5		
		全身约束　将大单折成自患儿肩部至踝部的长度,将患儿放置于中间	10		
		全身约束　用靠近护士一侧的大胆紧包同侧患儿的手足至对侧,自患儿腋窝与身下,再将大单的另一侧包裹手臂及身体后,紧塞压于靠护士一侧身下	10		
健康教育	10	针对性强,沟通效果良好	2		
		告知患者及家属实施约束的目的、方法、重要性,征得同意	4		
		告知患者及家属实施约束带的注意事项	4		

(续表)

项　目	项目总分	要　　求	标准分	得分	备注
操作后处理	5	患者肢体处于功能位,注意保暖	2		
		整理、记录	3		
熟练程度	10	动作准确、熟练、规范、安全	10		
总　　分	100				

(李依文)

第二节　口腔护理

一　学习目标

(1) 掌握进行口腔护理的目的与时机。
(2) 掌握不同清洁溶液的适用情况。
(3) 掌握口腔护理前评估内容。
(4) 掌握口腔黏膜问题的处理方法。

二　情景导入

　　王某,女,36岁,两天前出现头痛伴恶心、呕吐,肢体麻木4h,在当地医院行CT检查未见明显异常。给予输液治疗,随后症状减轻。现突发意识不清伴肢体抽搐,来我院就诊,CT检查显示多发脑内血肿,既往无高血压史,以"脑出血"收治入院。

　　入院查血常规、凝血时间,部分凝血时间和血小板均在正常范围。

　　现患者意识清醒,生活不能自理,医生开具医嘱"口腔护理Bid"(见表2-2-1)。

表2-2-1　长期医嘱单

科室:神经内科　　　　　　　　　　　　　　　　　　　　　日期:2021-11-06

医嘱类型	日期	时间	医生姓名	医嘱类型	医嘱内容
长期	2021-11-06	9:00	林一	文字医嘱	口腔护理Bid

三　工作过程

1. 思考与准备

(1) 在进行口腔护理前需要评估哪些内容?

（2）在进行口腔护理的过程中在手法上需要注意哪些方面？

2. 具体操作流程（见图 2-2-1）

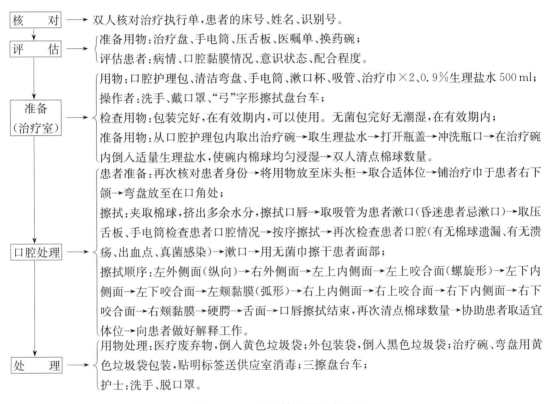

核　对 —→ 双人核对治疗执行单,患者的床号、姓名、识别号。

评　估 —→
- 准备用物:治疗盘、手电筒、压舌板、医嘱单、换药碗;
- 评估患者:病情、口腔黏膜情况、意识状态、配合程度。

准备（治疗室）—→
- 用物:口腔护理包、清洁弯盘、手电筒、漱口杯、吸管、治疗巾×2、0.9%生理盐水 500 ml;
- 操作者:洗手、戴口罩、"弓"字形擦拭盘台车;
- 检查用物:包装完好,在有效期内,可以使用。无菌包完好无潮湿,在有效期内;
- 准备用物:从口腔护理包内取出治疗碗→取生理盐水→打开瓶盖→冲洗瓶口→在治疗碗内倒入适量生理盐水,使碗内棉球均匀浸湿→双人清点棉球数量。

口腔处理 —→
- 患者准备:再次核对患者身份→将用物放至床头柜→取合适体位→铺治疗巾于患者右下颌→弯盘放至口角处;
- 擦拭:夹取棉球,挤出多余水分,擦拭口唇→取吸管为患者漱口(昏迷患者忌漱口)→取压舌板、手电筒检查患者口腔情况→按序擦拭→再次检查患者口腔(有无棉球遗漏、有无溃疡、出血点、真菌感染)→漱口→用无菌巾擦干患者面部;
- 擦拭顺序:左外侧面(纵向)→右外侧面→左上内侧面→左上咬合面(螺旋形)→左下内侧面→左下咬合面→左颊黏膜(弧形)→右上内侧面→右上咬合面→右下内侧面→右下咬合面→右颊黏膜→硬腭→舌面→口唇擦拭结束,再次清点棉球数量→协助患者取适宜体位→向患者做好解释工作。

处　理 —→
- 用物处理:医疗废弃物,倒入黄色垃圾袋;外包装袋,倒入黑色垃圾袋;治疗碗、弯盘用黄色垃圾袋包装,贴明标签送供应室消毒;三擦盘台车;
- 护士:洗手、脱口罩。

图 2-2-1　口腔护理操作流程图

四　进阶练习

1. 对于昏迷患者,应如何做口腔护理？

2. 当口腔护理结束后进行清点时发现棉球数量与操作前不符应如何处理?

五　评分标准　　（见表2-2-2）

表2-2-2　口腔护理的使用评分标准

项　目	项目总分	要　求	标准分	得分	备注
素质要求	5	服装、鞋帽整洁	1		
		仪表大方,举止端庄	2		
		语言柔和恰当,态度和蔼可亲	2		
操作前准备	12	评估	3		
		洗手,戴口罩	2		
		备齐用物	2		
		制备棉球数量、干湿度适宜	5		
检测过程	患者准备	8	核对,解释	2		
			头侧向一边或侧卧	2		
			颌下铺巾,放弯盘	4		
	观察口腔	10	擦口唇,漱口	2		
			正确使用压舌板、张口器	4		
			观察口腔	2		
			有义齿者应取下	2		
	擦洗口腔	30	夹取及绞干棉球方法正确	8		
			棉球湿度适宜	4		
			擦洗方法及顺序正确,观察口腔	18		
	再次观察	6	清点污棉球	2		
			漱口	2		
			再次观察口腔	2		
	口腔疾患涂药	5	溃疡涂药	2		
			真菌感染涂药	2		
			口唇干裂涂药	1		
健康教育	6		介绍口腔护理的相关知识及基本方法	6		

(续表)

项　目	项目总分	要　　求	标准分	得分	备注
操作后处理	8	整理床单位,协助患者躺卧舒适	2		
		擦干面颊部	2		
		用物处理恰当	2		
		洗手,脱口罩	2		
熟练程度	10	操作时间<15 min	2		
		动作轻巧、稳重、准确、安全。患者出现异常情况时,护士及时处理	5		
		口腔清洁、无臭、无垢	3		
总　　分	100				

(李依文)

第三节　血糖测量技术

学习目标

(1)掌握血糖监测的目的。
(2)掌握各个时间段血糖的正常数值。
(3)掌握常规血糖监测的时间点及原理。

情景导入

陈某,男,31岁。主诉:口干、多饮1月。患者1月前无明显诱因出现口干、多饮、多尿,伴体重下降约5 kg,无明显多食。半月前查糖化血红蛋白11%,空腹血糖14.3 mmol/L。5天前于急诊就诊,查随机血糖18 mmol/L,血酮1.6 mmol/L,给予静脉胰岛素、补液等治疗,后至门诊收治入院,予门冬胰岛素30早12u晚8u治疗。自发病以来患者无明显视物模糊,有泡沫尿,偶有四肢麻木不适,指端明显,呈袜套样,夜间为甚,无间歇性跛行症状,无明显刺痛,无脚踩棉花感。入院即刻血糖19.3 mmol/L,血酮0.3 mmol/L。

医疗诊断:①2型糖尿病伴周围神经病;②高尿酸血症。

为监测患者血糖情况,医生开具医嘱"血糖监测(三餐前后+睡前)"(见表2-3-1)。

表 2-3-1　长期医嘱单

科室:内分泌科					日期:2021-11-06
医嘱类型	日期	时间	医生姓名	医嘱类型	医嘱内容
长期	2021-11-06	9:00	林一	长期医嘱	血糖监测(三餐前后+睡前)

三　工作过程

1. 思考与准备

(1) 在进行测量血糖前需要评估哪些内容?

(2) 餐后血糖一般在餐后多久进行测量? 为什么?

2. 具体操作流程(见图 2-3-1)

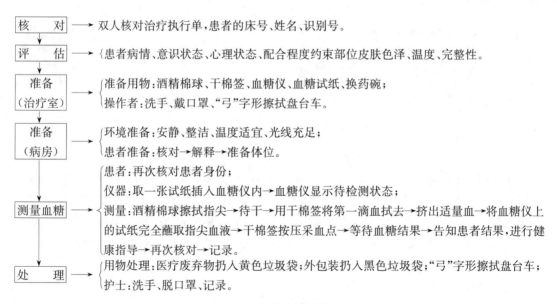

图 2-3-1　血糖监测操作流程图

四 进阶练习 〉〉〉

当测量出现较高或者较低的血糖值时应该如何处理?

五 评分标准 〉〉〉 (见表 2-3-2)

表 2-3-2 血糖监测的使用评分标准

项 目		项目总分	要 求	标准分	得分	备注
素质要求		5	服装、鞋帽整洁	1		
			仪表大方,举止端庄	2		
			语言柔和恰当、态度和蔼可亲	2		
检测前准备	评估	20	评估	5		
	用物		备齐用物	7		
	患者		核对医嘱、床号、姓名	2		
			告知检测的目的及注意事项	2		
			确认符合血糖测定的要求	2		
			协助或指导温水洗手	2		
检测过程	开机检查	55	按下电源,血糖仪开机	4		
			仔细检查屏幕所有显示的符号	4		
	核对代码		血糖仪的代码必须与试纸瓶上的代码相符,如不一致,需调节至两者相符	3		
	插入试纸		从试纸瓶中取出试纸,盖好瓶盖	3		
			将试纸正面朝上插入血糖仪,再次核对	7		
	局部消毒		轻揉预采血指头	3		
			以酒精棉球消毒预采血手指,并确认消毒剂干透	3		
	针具准备		取下采血针保护盖	4		
	采血测试		按无菌操作原则采血,将采血针紧靠指尖的一侧刺入,弃去第一滴血	5		
			将第二滴血滴入试纸测试孔,使试纸试区完全变成红色,以酒精棉球轻压采血处	5		
	判断结果		待仪器计时至倒数 5 s 时,判断测试值	4		

(续表)

项　目	项目总分	要　求	标准分	得分	备注
		将测量结果记在血糖记录单上,并再次进行查对,告知患者/家属检测结果	8		
		取出试纸并丢弃,关闭血糖仪	2		
健康教育	5	告知患者血糖检测的注意事项,并给予相关指导	5		
检测后处理	10	正确处理,垃圾按照规定进行分类丢弃	3		
		整理用物,洗手,记录,并通知医师	3		
熟练程度	5	动作熟练,程序规范	3		
		沟通自然,配合默契	2		
总　　分	100				

(李依文)

第四节　胰岛素注射

一 学习目标

(1)掌握胰岛素注射的目的。

(2)掌握临床上常用胰岛素的种类。

(3)掌握不同种类胰岛素注射的时间点。

二 情景导入

　　陈某,男,31岁。主诉:口干、多饮1月。患者1月前无明显诱因出现口干、多饮、多尿,伴体重下降约5kg,无明显多食。10天前门诊就诊,查糖化血红蛋白11%,空腹血糖14.3mmol/L。一周前急诊查随机血糖18mmol/L,血酮1.6mmol/L,予静脉胰岛素、补液等治疗,后内分泌科门诊入院,予门冬胰岛素30早12u晚8u治疗。自发病以来患者无明显视物模糊,有泡沫尿,偶有四肢麻木不适,指端明显,呈袜套样,夜间为甚,无间歇性跛行症状,无明显刺痛,无脚踩棉花感。入院即刻血糖19.3mmol/L,血酮0.3mmol/L。

　　医疗诊断:①2型糖尿病伴周围神经病;②高尿酸血症。

　　患者因午餐后血糖20.3mmol/L,医生开具医嘱"诺和灵R胰岛素4u皮下注射ST",见表2-4-1。

表 2 - 4 - 1 长期医嘱单

科室：内分泌科　　　　　　　　　　　　　　　　　日期：2021 - 11 - 08

医嘱类型	日期	时间	医生姓名	医嘱类型	医嘱内容
临时	2021 - 11 - 08	13:10	林一	临时医嘱	诺和灵 R 胰岛素 4 u 皮下注射 ST

工作过程

1. 思考与准备

（1）在进行胰岛素注射前需要评估哪些内容？

（2）中长效胰岛素在注射前应注意什么？

2. 具体操作流程（见图 2 - 4 - 1）

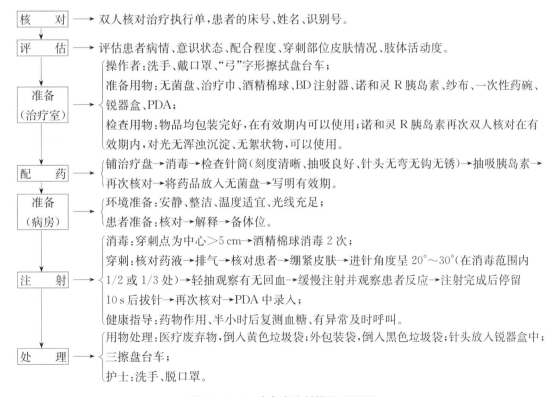

图 2 - 4 - 1　胰岛素注射操作流程图

四 进阶练习 》》

在胰岛素注射后出现低血糖应该如何处理?

五 评分标准 》》　(见表2-4-2)

表2-4-2　胰岛素注射技术的使用评分标准

项　目		项目总分	要　　　求	标准分	得分	备注
素质要求		5	服装、鞋帽整洁	1		
			仪表大方、举止端庄	2		
			语言柔和恰当,态度和蔼可亲	2		
操作前准备		10	评估	3		
			洗手,戴口罩	2		
			备齐用物	3		
			铺无菌盘	2		
操作过程	核对	6	查对注射卡	2		
			查对药物	4		
	抽液	14	开瓶盖、消毒	2		
			抽液方法准确	6		
			不漏、不污染,剂量准确	6		
	患者准备	12	核对,解释	2		
			卧位安置	2		
			正确选择注射部位	8		
	消毒皮肤	6	消毒皮肤范围、方法正确、待干	6		
	排气	6	排气方法正确,不浪费药液,剂量准确	4		
			再次核对	2		
	注射	10	绷紧皮肤	2		
			进针角度、深度适宜	5		
			注药速度适宜	3		
	拔针	2	迅速拔针,用棉签按压进针点	2		

（续表）

项　目	项目总分	要　求	标准分	得分	备注
观察	6	核对	2		
		注药后反应	4		
健康教育	7	针对性强,护患沟通效果好	3		
		告知药物的作用、不良反应、处理方法及相关知识	4		
操作后处理	8	整理床单位,合理安置患者	2		
		清理用物,正确处理	4		
		洗手,脱口罩	2		
熟练程度	8	动作轻巧、准确、稳重、安全	2		
		无菌观念强	4		
		注意节力原则,操作时间＜10 min	2		
总　　分	100				

（李依文）

第五节　深部静脉血栓治疗仪

学习目标

（1）掌握使用深部血栓治疗仪的目的与时机。

（2）掌握预防静脉血栓形成的方法。

（3）学会判断是否已有静脉血栓形成可能。

情景导入

王某,女,46岁。双下肢活动不利伴二便障碍1月余。1月前出现胃痛,呕吐1次,右肋部剧烈疼痛,呈牵拉痛,伴随火烧样症状,有束带感,并逐步向左侧肋部转移,无头痛头晕,无寒战抽搐,2日后自服普瑞巴林后疼痛缓解,当时未予在意。服药1周出现双下肢麻木,小腿麻木症状明显,右侧较重,但尚可自行活动。当日晨起乏力症状明显加重,已无法自行行走。当日晚间出现排尿困难,次日我院急诊收入神经内科,当时查体示双上肢肌力5级,左下肢肌力4级,右下肢肌力3级,双侧病理征阳性。患者现双下肢活动障碍,小便需导尿,大便需药物帮助排便。

医疗诊断:①截瘫(双下肢瘫痪);②皮肤感觉减退。

患者现双下肢无自主活动,为预防静脉血栓形成,医生开具医嘱"深部静脉血栓治疗仪治疗 qd"(见表 2-5-1)

表 2-5-1 长期医嘱单

科室:神经内科   日期:2021-10-10

医嘱类型	日期	时间	医生姓名	医嘱类型	医嘱内容
长期	2021-10-10	9:00	林一	文字医嘱	深部静脉血栓治疗仪治疗 qd

☰ 工作过程

1. 思考与准备

(1) 影响深静脉血栓产生的原因有哪些?

(2) 在做此项治疗前需要评估哪些内容?

2. 具体操作流程(见图 2-5-1)

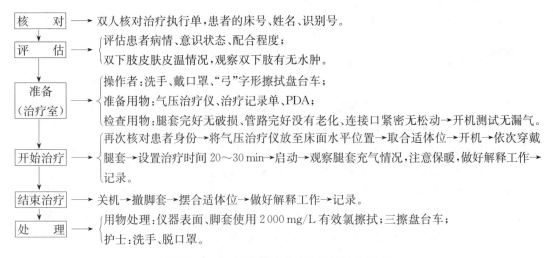

图 2-5-1 深部静脉血栓治疗仪操作流程

四 进阶练习

当患者已经出现深静脉血栓时,能否继续使用此项治疗? 为什么?

五 评分标准 （见表 2-5-2）

表 2-5-2　深部静脉血栓治疗仪操作评分标准

项　目	项目总分	要　　求	标准分	得分	备注
素质要求	5	衣帽整洁,仪表端庄,态度和蔼	5		
用物准备	10	充气压力泵、压力带、腿套、记录单	5		
		检查用物性能	5		
操作前准备	25	环境准备:门、窗、屏风(必要时)	5		
		核对:床号、姓名	5		
		解释目的:诊断、治疗指导	5		
		评估:腿部皮肤(有无破溃、水肿)及病情	10		
操作步骤	40	取平卧或坐位	5		
		将压力泵放在病床水平面上	5		
		压力泵与压力带正确连接	5		
		根据小腿、大腿周长,选择型号合适的腿套	5		
		将腿套与压力带连接	5		
		启动机器,20～30 min	5		
		观察面色,注意保暖。观察腿套,充气有效	5		
		关闭机,去除腿套	5		
操作后处理	10	安置患者、整理用物	5		
		记录	5		
熟练程度	5	沉着慎重、灵活机警、操作熟练、耐心细致	5		
理论提问	5		5		
总　　分	100				

（李依文）

第六节　鼻导管吸氧

一　学习目标

(1) 掌握鼻导管吸氧的适应证。

(2) 掌握不同缺氧程度适应的氧流量。

(3) 掌握鼻导管吸氧使用过程的注意事项。

二　情景导入

阮某,女,88岁,经皮冠状动脉介入治疗术(CI)后13年,胸闷、乏力10日,于心内科门诊就诊。查体:神清,P 64次/分,律齐,BP 140/80 mmHg。心电图提示:阵发性心房颤动。为求进一步诊治收入病房。追问病史,患者既往有糖尿病多年,脑梗死20余年,冠心病史。

医疗诊断:①冠状动脉粥样硬化性心脏病;②2型糖尿病;③脑梗死个人史。

现患者意识清醒,自理能力评分70分,部分能自理,为协助诊断及改善患者症状,医生开出医嘱"吸氧(qh)"(见表2-6-1)。

表2-6-1　长期医嘱单

科室:心脏内科　　　　　　　　　　　　　　　　　　　　　　日期:2021-11-06

医嘱类型	日期	时间	医生姓名	医嘱类型	医嘱内容
长期	2021-11-06	11:16	史玉	治疗医嘱	吸氧(qh)

三　工作过程

1. 思考与准备

(1) 鼻导管吸氧需要评估的内容有哪些?应如何评估?

(2) 用物准备需要具体准备哪些?

（3）在治疗操作过程中,需给予患者的健康教育有哪些?

2. 具体操作流程(见图2-6-1)

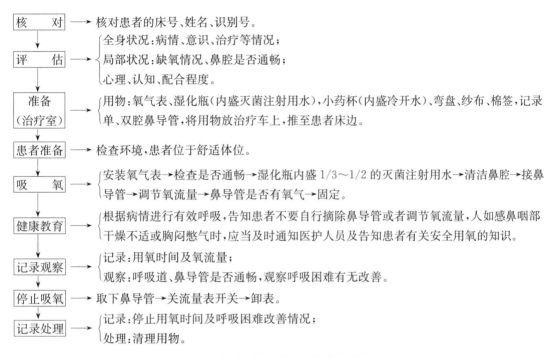

图2-6-1　鼻导管吸氧操作流程图

核　对 —→ 核对患者的床号、姓名、识别号。

评　估 —→ 全身状况:病情、意识、治疗等情况;
局部状况:缺氧情况、鼻腔是否通畅;
心理、认知、配合程度。

准　备
(治疗室) —→ 用物:氧气表、湿化瓶(内盛灭菌注射用水)、小药杯(内盛冷开水)、弯盘、纱布、棉签,记录单、双腔鼻导管,将用物放治疗车上,推至患者床边。

患者准备 —→ 检查环境,患者位于舒适体位。

吸　氧 —→ 安装氧气表→检查是否通畅→湿化瓶内盛1/3～1/2的灭菌注射用水→清洁鼻腔→接鼻导管→调节氧流量→鼻导管是否有氧气→固定。

健康教育 —→ 根据病情进行有效呼吸,告知患者不要自行摘除鼻导管或者调节氧流量,人如感鼻咽部干燥不适或胸闷憋气时,应当及时通知医护人员及告知患者有关安全用氧的知识。

记录观察 —→ 记录:用氧时间及氧流量;
观察:呼吸道、鼻导管是否通畅,观察呼吸困难有无改善。

停止吸氧 —→ 取下鼻导管→关流量表开关→卸表。

记录处理 —→ 记录:停止用氧时间及呼吸困难改善情况;
处理:清理用物。

四 进阶练习

急性左心衰竭患者吸氧时应注意哪些方面?

五 评分标准 　（见表2-6-2）

表2-6-2　鼻导管吸氧操作评分标准

项　目	项目总分	要　　求	标准分	得分	备注
素质要求	5	服装,鞋帽整洁	1		
		仪表大方,举止端庄	2		
		语言柔和恰当,态度和蔼可亲	2		

(续表)

项　目		项目总分	要　　求	标准分	得分	备注
操作前准备		15	评估	5		
			洗手,戴口罩	4		
			备齐用物,放置合理	6		
操作过程	患者准备	55	检查环境(注意用氧安全,环境整洁)	3		
			再次核对(患者姓名,床头卡,手表带)	3		
			患者置舒适体位	2		
	吸氧		安装氧气表,检查氧气表是否通畅	4		
			湿化瓶内水量正确,加灭菌注射水至 1/3～1/2	4		
			清洁患者双侧鼻腔	3		
			取出吸氧导管,连接双腔鼻导管	3		
			按需调节氧流量(轻度缺氧为 1～2 L/min,中度缺氧为 2～4 L/min,重度缺氧为 4～6 L/min)	5		
			检查氧流出是否通畅(测试氧流量大小方法正确)	3		
	插管固定记录		插管,固定导管正确,牢固	6		
			观察呼吸道,鼻导管是否通畅,呼吸困难、缺氧、胸闷等是否改善	4		
			正确记录用氧开始时间,氧流量并签名	3		
			发生病情变化,及时告知医生	2		
	停止吸氧		停用吸氧时,先取下双腔鼻导管,再关闭氧气	4		
			帮助患者清洁面部	2		
			协助患者舒适体位,保暖,整理床单位	2		
			正确记录用氧停止时间及吸氧总时间	2		
健康教育		8	针对性强,沟通效果良好	2		
			指导患者有效呼吸	2		
			告知患者吸氧的注意事项及安全用氧知识	4		
操作后处理		7	卸表,处理用物正确	4		
			洗手,签字	3		
熟练程度		10	操作顺序正确,熟练,动作轻巧,准确,安全	5		
			注意节力原则,操作时间＜6 min	5		
总　　分		100				

(曾媛媛)

第七节　体温、脉搏、呼吸测量

一 学习目标

（1）掌握测量、记录患者体温、脉搏、呼吸的方法。
（2）掌握异常体温、脉搏、呼吸的情况。
（3）熟悉体温、脉搏、呼吸变化与疾病发展的关系。

二 情景导入

阮某，女，88 岁，CI 术后 13 年，胸闷、乏力 10 日。于心内科门诊就诊。查体：神清，P 64 次/分，律齐，BP 140/80 mmHg。心电图提示：阵发性心房颤动。为求进一步诊治收入病房。追问病史，患者既往有糖尿病多年，脑梗死 20 余年，冠心病史。

医疗诊断：①冠状动脉粥样硬化性心脏病；②2 型糖尿病；③脑梗死个人史。

患者现新入院，现予以患者测量体温、脉搏、呼吸情况，掌握患者基础生命体征情况。

三 工作过程

1. 思考与准备

（1）测量体温、脉搏、呼吸前需要评估的内容有哪些？应如何评估？

（2）用物准备需要具体准备哪些？

（3）影响测量准确性的因素有哪些？注意事项有哪些？

2. 具体操作流程(见图2-7-1)

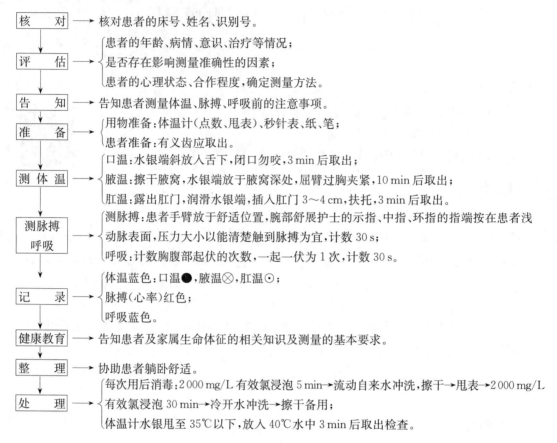

核对 → 核对患者的床号、姓名、识别号。

评估 →
- 患者的年龄、病情、意识、治疗等情况;
- 是否存在影响测量准确性的因素;
- 患者的心理状态、合作程度,确定测量方法。

告知 → 告知患者测量体温、脉搏、呼吸前的注意事项。

准备 →
- 用物准备:体温计(点数、甩表)、秒针表、纸、笔;
- 患者准备:有义齿应取出。

测体温 →
- 口温:水银端斜放入舌下,闭口勿咬,3 min后取出;
- 腋温:擦干腋窝,水银端放于腋窝深处,屈臂过胸夹紧,10 min后取出;
- 肛温:露出肛门,润滑水银端,插入肛门3～4 cm,扶托,3 min后取出。

测脉搏 呼吸 →
- 测脉搏:患者手臂放于舒适位置,腕部舒展护士的示指、中指、环指的指端按在患者浅动脉表面,压力大小以能清楚触到脉搏为宜,计数30 s;
- 呼吸:计数胸腹部起伏的次数,一起一伏为1次,计数30 s。

记录 →
- 体温蓝色:口温●,腋温⊗,肛温⊙;
- 脉搏(心率)红色;
- 呼吸蓝色。

健康教育 → 告知患者及家属生命体征的相关知识及测量的基本要求。

整理 → 协助患者躺卧舒适。

处理 →
- 每次用后消毒:2 000 mg/L有效氯浸泡5 min→流动自来水冲洗,擦干→甩表→2 000 mg/L有效氯浸泡30 min→冷开水冲洗→擦干备用;
- 体温计水银甩至35℃以下,放入40℃水中3 min后取出检查。

图2-7-1　体温、脉搏、呼吸操作流程图

(四)进阶练习

如果患者不慎咬碎体温计,应如何处理?

(五)评分标准　(见表2-7-1)

表2-7-1　测量体温、脉搏、呼吸评分标准

项　目	项目总分	要　求	标准分	得分	备注
素质要求	5	服装、鞋帽整洁	1		
		仪表大方,举止端庄	2		
		语言柔和恰当、态度和蔼可亲	2		

(续表)

项 目	项目总分	要 求	标准分	得分	备注
操作前准备	11	评估	3		
		洗手,戴口罩	2		
		备齐用品,放置合理	2		
		体温计点数、甩表、检查(备秒针表、纸、笔)	4		
操作过程	测体温 15	核对,解释	3		
		口温:水银端斜放于舌下,闭口 3 min 取出,用纱布擦净,看表	4		
		腋温:擦干腋窝,水银端置于腋窝深处,屈臂过胸夹紧 10 min(口述)	4		
		肛温:润滑水银端并插入肛门,置 3 min(口述)	4		
	测脉搏 18	测脉搏用示指、中指、环指,部位正确	6		
		时间正确(计数 30 s)	6		
		误差不超过 4 次/分	6		
	测呼吸 6	方法、时间准确(计数 30 s)	3		
		误差不超过 2 次/分	3		
	绘曲线 17	记录:T(℃),P(次/分),R(次/分)	7		
		绘制:点圆、线直、位置、颜色、符号正确	10		
健康教育	8	介绍测量体温、脉搏、呼吸相关知识及测量时的注意事项	8		
操作后消毒检测	12	每次使用后消毒	6		
		体温计检测方法(口述)	3		
		洗手,脱口罩	3		
熟练程度	8	操作时间 3 人<10 min	5		
		动作轻巧、稳重、准确、安全	3		
总 分	100				

(曾媛媛)

第八节　心　电　图

一 学习目标

(1) 掌握心电图的各导联线的位置。

(2) 掌握描记心电图变化的方法。

(3) 掌握心电图的操作流程。

二 情景导入

　　阮某,女,88岁,CI术后13年,胸闷、乏力10日。于心内科门诊就诊。查体:神清,P 64次/分,律齐,BP 140/80 mmHg。心电图提示:阵发性心房颤动。为求进一步诊治收入病房。追问病史,患者既往有糖尿病多年,脑梗死20余年,冠心病史。

　　医疗诊断:①冠状动脉粥样硬化性心脏病;②2型糖尿病;③脑梗死个人史。

　　现患者意识清醒,自理能力评分70分,部分能自理,为观察和诊断各种心律失常、心肌病及冠状动脉供血情况,医生开出医嘱"电脑多导联心电图"(见表2-8-1)。

表2-8-1　长期医嘱单

科室:心脏内科　　　　　　　　　　　　　　　　　　　　　日期:2021-11-06

医嘱类型	日期	时间	医生姓名	医嘱类型	医嘱内容
临时	2021-11-06	11:20	史玉	特检医嘱	电脑多导联心电图

三 工作过程

1. 思考与准备

(1) 心电图需要评估的内容包括哪些? 应如何评估?

(2) 用物准备需要具体准备哪些?

（3）在治疗操作过程中,需给予患者的健康教育有哪些?

2. 具体操作流程(见图 2‑8‑1)

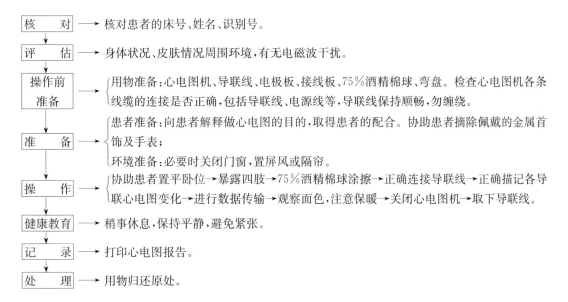

核 对	→	核对患者的床号、姓名、识别号。
评 估	→	身体状况、皮肤情况周围环境,有无电磁波干扰。
操作前准备	→	用物准备:心电图机、导联线、电极板、接线板、75%酒精棉球、弯盘。检查心电图机各条线缆的连接是否正确,包括导联线、电源线等,导联线保持顺畅,勿缠绕。
准 备	→	患者准备:向患者解释做心电图的目的,取得患者的配合。协助患者摘除佩戴的金属首饰及手表; 环境准备:必要时关闭门窗,置屏风或隔帘。
操 作	→	协助患者置平卧位→暴露四肢→75%酒精棉球涂擦→正确连接导联线→正确描记各导联心电图变化→进行数据传输→观察面色,注意保暖→关闭心电图机→取下导联线。
健康教育	→	稍事休息,保持平静,避免紧张。
记 录	→	打印心电图报告。
处 理	→	用物归还原处。

图 2‑8‑1　心电图操作流程图

(四) 进阶练习

心肌梗死患者的心电图有哪些变化?

(五) 评分标准　　(见表 2‑8‑2)

表 2‑8‑2　鼻导管吸氧评分标准

项　目	项目总分	要　　求	标准分	得分	备注
素质要求	5	服装、鞋帽整洁	1		
		仪表大方,举止端庄	2		
		语言柔和恰当,态度和蔼可亲	2		

（续表）

项　　目		项目总分	要　　求	标准分	得分	备注
操作前准备	评估	15	评估患者身体状况、皮肤情况，有无酒精过敏史	5		
			注意周围环境，有无电磁波干扰			
	用物		备齐用物，检查心电图机性能	5		
	环境		关闭门窗（必要时），置屏风或隔帘	5		
操作过程	核对	50	床号、姓名、识别号、体位正确	5		
	暴露四肢		暴露两手腕内侧，取下患者所戴的金属饰品及电子表）、两下肢内踝	5		
	涂擦		清洁患者皮肤，保证电极与皮肤表面接触良好，75%酒精棉球涂擦	10		
	连接		正确连接导联线	10		
	描记		正确描记各导联心电图变化	5		
	传输		进行数据传输	5		
	观察		观察面色，注意保暖	5		
	取下		关闭心电图机，取下导联线	5		
操作后处理		15	安置患者	5		
			整理用物	5		
			打印心电图报告	5		
健康教育		5	告知患者做心电图的目的及方法（平静呼吸、放松、不能多动）	5		
熟练程度		10	沉着慎重，灵活机警	5		
			操作熟练，耐心细致	5		
总　　分		100				

（曾媛媛）

第九节　血　压　测　量

学习目标

（1）掌握异常血压的范围。

（2）掌握动态监测血压的方法，能够评估患者循环系统的功能状况。

二 情景导入

阮某,女,88 岁,CI 术后 13 年,因胸闷、乏力 10 日,门诊就诊。查体:神清,P 64 次/分,律齐,BP 140/80 mmHg。心电图提示:阵发性心房颤动。为求进一步诊治收入病房。追问病史,患者既往有糖尿病多年,脑梗死 20 余年,冠心病史。

医疗诊断:①冠状动脉粥样硬化性心脏病;②2 型糖尿病;③脑梗死个人史。

现患者意识清醒,自理能力评分 70 分,部分能自理,为协助诊断及监测患者血压变化,医生开出医嘱"测血压 Bid"(见表 2-9-1)。

表 2-9-1 长期医嘱单

科室:心脏内科 　　　　　　　　　　　　　　　　　　　　　　　日期:2021-11-06

医嘱类型	日期	时间	医生姓名	医嘱类型	医嘱内容
长期	2021.11.06	11:16	史玉	文字医嘱	测血压 Bid

三 工作过程

1. 思考与准备

(1) 测量血压前需要评估的内容有哪些? 应如何评估?

(2) 测量血压的注意事项和操作要点有哪些?

2. 具体操作流程(见图 2-9-1)

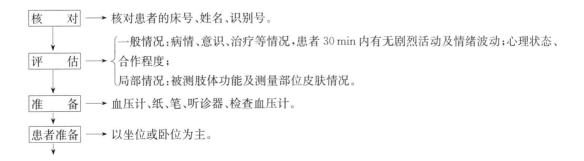

核　对 → 核对患者的床号、姓名、识别号。

评　估 → 一般情况:病情、意识、治疗等情况,患者 30 min 内有无剧烈活动及情绪波动;心理状态、合作程度;
局部情况:被测肢体功能及测量部位皮肤情况。

准　备 → 血压计、纸、笔、听诊器、检查血压计。

患者准备 → 以坐位或卧位为主。

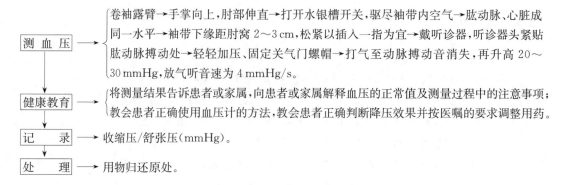

		卷袖露臂→手掌向上,肘部伸直→打开水银槽开关,驱尽袖带内空气→肱动脉、心脏成
测血压	→	同一水平→袖带下缘距肘窝 2～3 cm,松紧以插入一指为宜→戴听诊器,听诊器头紧贴
		肱动脉搏动处→轻轻加压、固定关气门螺帽→打气至动脉搏动音消失,再升高 20～
		30 mmHg,放气听音速为 4 mmHg/s。

		将测量结果告诉患者或家属,向患者或家属解释血压的正常值及测量过程中的注意事项;
健康教育	→	教会患者正确使用血压计的方法,教会患者正确判断降压效果并按医嘱的要求调整用药。

记　　录	→	收缩压/舒张压(mmHg)。

处　　理	→	用物归还原处。

图 2-9-1　血压操作流程图

四 进阶练习

测量双侧肢体血压的意义是什么?

五 评分标准　(见表 2-9-2)

表 2-9-2　测量血压评分标准

项　目	项目总分	要　求	标准分	得分	备注
素质要求	5	服装、鞋帽整洁	1		
		仪表大方,举止端庄	2		
		语言柔和恰当、态度和蔼可亲	2		
操作前准备	10	评估	3		
		洗手,戴口罩	2		
		备齐用品	2		
		检查血压计	3		
操作过程	患者准备 8	核对,休息	4		
		体位正确(坐位、卧位)	4		
	卷袖缠带 11	系袖带正确(袖带下缘距肘窝 2～3 cm,平整)	5		
		松紧度以插入一指为宜	3		
		血压计放置合理	3		
	放听诊器 8	放听诊器位置正确	8		

(续表)

项　目	项目总分	要　　求	标准分	得分	备注
测量	10	注气平稳	5		
		放气平稳(汞柱徐徐下落)	5		
听音	20	一次听清,测量数值正确	18		
		放尽袖带内空气	2		
健康教育	7	告知正确使用血压计的方法及注意事项	4		
		告知正确判断降压效果并按医嘱的要求调整用药	3		
操作后处理	8	取下袖带,整理衣袖,关心患者	4		
		整理血压计,且血压计保管方法正确	4		
	5	洗手,脱口罩,记录正确(mmHg 或 kPa)	5		
熟练程度	8	动作轻巧、稳重、准确	5		
		注意节力原则,操作时间<10 min	3		
总　　分	100				

(曾媛媛)

第十节　超声雾化吸入疗法

学习目标

(1) 掌握超声雾化吸入疗法的操作。
(2) 掌握超声雾化吸入的操作前评估内容。

情景导入

　　王某,女,75 岁,1 日前无明显诱因,突发步态不稳伴右侧肢体无力。于神经内科急诊就诊。查体:BP 130/81 mmHg,神清,颅神经(一),右上肢肌力Ⅳ级,双下肢肌力Ⅳ级,左上肢体肌力Ⅴ级。颅脑 CT:双侧基底节区、脑室旁腔隙性脑梗死灶、小软化灶。为求进一步诊治收入病房。追问病史,患者既往有高血压史多年,收缩压最高 180 mmHg,平素口服高血压药物,血压控制在 130/80 mmHg 左右,患者意识清醒,自理能力评分 60 分,部分能自理,为治疗脑梗死急性期,患者入院期间长期卧床。

　　医疗诊断:①大脑动脉血栓形成引起的脑梗死;②高血压病 3 级。

患者主诉喉部有痰,难以咳出,医生开具医嘱(见表 2-10-1)。

表 2-10-1　长期医嘱单

科室:神经内科　　　　　　　　　　　　　　　　　　　　　日期:2021-11-04

医嘱类型	日期	时间	医生姓名	医嘱类型	医嘱内容
长期	2021-11-4	9:00	林一	治疗医嘱	0.9%氯化钠注射液 5 ml 雾化吸入 qd(8:00)×1 支
长期	2021-11-4	9:00	林一	治疗医嘱	注射用糜蛋白酶(4 000 IU 雾化吸入 qd(8:00)×1 支

三 工作过程

1. 思考与准备

(1) 超声雾化吸入疗法前需要评估的内容有哪些? 应如何评估?

(2) 用物准备需要具体准备哪些?

2. 具体操作流程(见图 2-10-1)

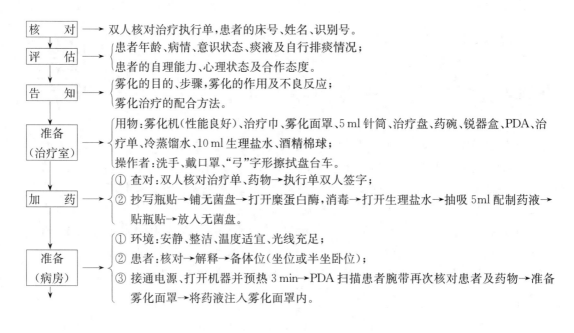

核　对 →　双人核对治疗执行单,患者的床号、姓名、识别号。

评　估 →　患者年龄、病情、意识状态、痰液及自行排痰情况;
　　　　　患者的自理能力、心理状态及合作态度。

告　知 →　雾化的目的、步骤,雾化的作用及不良反应;
　　　　　雾化治疗的配合方法。

准备(治疗室) →　用物:雾化机(性能良好)、治疗巾、雾化面罩、5 ml 针筒、治疗盘、药碗、锐器盒、PDA、治疗单、冷蒸馏水、10 ml 生理盐水、酒精棉球;
　　　　　操作者:洗手、戴口罩,"弓"字形擦拭盘台车。

加　药 →　① 查对:双人核对治疗单、药物→执行单双人签字;
　　　　　② 抄写瓶贴→铺无菌盘→打开糜蛋白酶,消毒→打开生理盐水→抽吸 5 ml 配制药液→贴瓶贴→放入无菌盘。

准备(病房) →　① 环境:安静、整洁、温度适宜、光线充足;
　　　　　② 患者:核对→解释→备体位(坐位或半坐卧位);
　　　　　③ 接通电源、打开机器并预热 3 min→PDA 扫描患者腕带再次核对患者及药物→准备雾化面罩→将药液注入雾化面罩内。

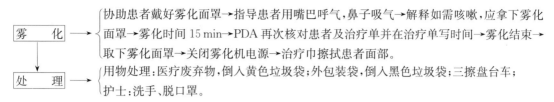

雾 化 → 协助患者戴好雾化面罩→指导患者用嘴巴呼气,鼻子吸气→解释如需咳嗽,应拿下雾化面罩→雾化时间15 min→PDA再次核对患者及治疗单并在治疗单写时间→雾化结束→取下雾化面罩→关闭雾化机电源→治疗巾擦拭患者面部。

处 理 → 用物处理:医疗废弃物,倒入黄色垃圾袋;外包装袋,倒入黑色垃圾袋;三擦盘台车;护士:洗手、脱口罩。

图 2‑10‑1 超声雾化吸入疗法操作流程图

(四) 进阶练习

有助于清除患者气道分泌物的方法有哪些?

(五) 评分标准 (见表 2‑10‑2)

表 2‑10‑2 超声雾化吸入疗法评分标准

项 目	项目总分	要 求	标准分	得分	备注
素质要求	5	服装、鞋帽整洁	1		
		仪表大方,举止端庄	2		
		语言柔和恰当,态度和蔼可亲	2		
操作前准备	10	评估	5		
		洗手,戴口罩	2		
		备齐用物	3		
操作过程	60	仪器装配 检查机器各部件	4		
		吸入器各部件衔接正确	3		
		水槽内加冷蒸馏水,要浸没雾化罐底的透声膜	4		
		雾化罐盛药物方法和剂量正确	4		
		患者准备 核对并解释,舒适卧位	4		
		指导患者学会用口吸气,用鼻呼气	6		
		接电源 接通电源,预热	5		
		正确开放各开关	5		
		吸入 调节雾量准确	5		
		口含嘴或面罩放置部位正确	5		
		掌握吸入时间15~20 min	5		
		注意水温	5		
		吸毕 取下口含嘴,关雾化开关,关电源	5		

(续表)

项　目	项目总分	要　　求	标准分	得分	备注
健康教育	7	指导患者正确吸入方法	3		
		告知患者相关注意事项及疾病知识	4		
操作后处理	8	协助患者擦干面部,合理安置患者,整理床单	4		
		清理用物(正确消毒处理各部件),记录	4		
熟练程度	10	操作顺序正确、熟练,动作轻巧、准确、安全	5		
		注意节力原则	5		
总　　分	100				

(金见月)

第十一节　口服给药

一 学习目标 》》》

(1) 掌握口服药的给药操作。
(2) 掌握各类给药途径的适用情况。

二 情景导入 》》》

　　王某,女,75 岁,1 日前无明显诱因突发步态不稳,伴右侧肢体无力。于神经内科急诊就诊。查体:BP 130/81 mmHg,神清,颅神经(一),右上肢肌力Ⅳ级,双下肢肌力Ⅳ级,左上肢体肌力Ⅴ级。颅脑 CT:双侧基底节区、脑室旁腔隙性脑梗死灶、小软化灶。为求进一步诊治收入病房。追问病史,患者既往有高血压史多年,收缩压最高 180 mmHg,平素口服高血压药物,血压控制在 130/80 mmHg 左右,现患者意识清醒,自理能力评分 60 分,部分能自理。

　　医疗诊断:①大脑动脉血栓形成引起的脑梗死;②高血压病 3 级。

　　为治疗脑梗死急性期,医生开出医嘱"拜阿司匹林 100 mg po qn"(见表 2 - 11 - 1)。

表 2 - 11 - 1　长期医嘱单

科室:神经内科　　　　　　　　　　　　　　　　　　　　　　日期 2021 - 10 - 31

医嘱类型	日期	时间	医生姓名	医嘱类型	医嘱内容
长期	2021 - 10 - 31	9:00	林一	治疗医嘱	拜阿司匹林 100 mg po qn

工作过程

1. 思考与准备

（1）口服药发放前需要评估的内容有哪些？应如何评估？

（2）用物准备需要具体准备哪些？

（3）在给药操作过程中，需给予患者的健康教育有哪些？

2. 具体操作流程（见图 2-11-1）

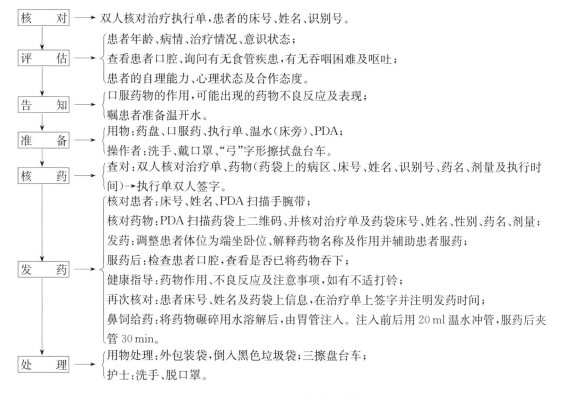

核　对	→	双人核对治疗执行单，患者的床号、姓名、识别号。
评　估	→	患者年龄、病情、治疗情况、意识状态； 查看患者口腔、询问有无食管疾患，有无吞咽困难及呕吐； 患者的自理能力、心理状态及合作态度。
告　知	→	口服药物的作用，可能出现的药物不良反应及表现； 嘱患者准备温开水。
准　备	→	用物：药盘、口服药、执行单、温水（床旁）、PDA； 操作者：洗手、戴口罩、"弓"字形擦拭盘台车。
核　药	→	查对：双人核对治疗单、药物（药袋上的病区、床号、姓名、识别号、药名、剂量及执行时间）→执行单双人签字。
发　药	→	核对患者：床号、姓名、PDA 扫描手腕带； 核对药物：PDA 扫描药袋上二维码，并核对治疗单及药袋床号、姓名、性别、药名、剂量； 发药：调整患者体位为端坐卧位、解释药物名称及作用并辅助患者服药； 服药后：检查患者口腔，查看是否已将药物吞下； 健康指导：药物作用、不良反应及注意事项，如有不适打铃； 再次核对：患者床号、姓名及药袋上信息，在治疗单上签字并注明发药时间； 鼻饲给药：将药物碾碎用水溶解后，由胃管注入。注入前后用 20 ml 温水冲管，服药后夹管 30 min。
处　理	→	用物处理：外包装袋，倒入黑色垃圾袋；三擦盘台车； 护士：洗手、脱口罩。

图 2-11-1　口服给药操作流程图

四 进阶练习 〉〉〉

1. 在口服药发放过程中,如果患者提出疑问应如何处理?

2. 发药时如果患者不在病房内,应该如何处理?

五 评分标准 〉〉〉　(见表 2 - 11 - 2)

表 2 - 11 - 2　口服给药评分标准

项　目	项目总分	要　求	标准分	得分	备注
素质要求	5	服装、鞋帽整洁	1		
		仪表大方,举止端庄	2		
		语言柔和恰当,态度和蔼可亲	2		
操作前准备	10	评估	3		
		备齐用物,放置合理	2		
		洗手,戴口罩	2		
		核对医嘱及药物	3		
操作过程	摆药 20	查对药卡、药物,取药方法正确	5		
		备药液时倾倒方法正确,剂量正确	5		
		摆药过程应严格执行三查七对	5		
		经两人核对方可发药	5		
	发药 40	发药时再次核对患者姓名和药物	8		
		安置患者,体位舒适,协助患者服药	8		
		正确掌握各种药物的服用方法,并看着患者服下	10		
		核对医嘱及药物	5		
		患者因故不能及时服药时做好交班	5		
		收回药杯,集中处理	4		

(续表)

项　目	项目总分	要　　求	标准分	得分	备注
健康教育	10	先知患者所服药物的作用、服用方法及注意事项	5		
		语言通俗,护患沟通效果好	5		
操作后处理	10	整理用物,清洁药盘	5		
		药杯的消毒处理方法正确,注意用药后反应	3		
		洗手,脱口罩	2		
熟练程度	5	动作轻巧、稳重、准确、安全	3		
		注意节力原则	2		
总　分	100				

(金见月)

第十二节　密闭式静脉输液

■ 学习目标 》》》

(1) 熟悉密闭式静脉输液的评估。
(2) 能正确实施密闭式静脉输液技术操作。
(3) 掌握根据病情、年龄、药物性质调节滴速的原则。

■ 情景导入 》》》

　　王某,女,75 岁,1 日前因突发步态不稳,伴右侧肢体无力,门诊就诊。查体:BP 130/81 mmHg,神清,颅神经(一),右上肢肌力Ⅳ级,双下肢肌力Ⅳ级,左上肢体肌力Ⅴ级。颅脑 CT:双侧基底节区、脑室旁腔隙性脑梗死灶、小软化灶。为求进一步诊治收入病房。追问病史,患者既往有高血压史多年,收缩压最高 180 mmHg,平素口服高血压药物,血压控制在 130/80 mmHg 左右,现患者意识清醒,自理能力评分 60 分,部分能自理。

　　医疗诊断:①大脑动脉血栓形成引起的脑梗死;②高血压病 3 级。

　　为治疗脑梗死急性期,医生开具医嘱"0.9%氯化钠 100 ml＋依达拉奉 30 mg iv gtt",见表 2-12-1。

表 2-12-1　长期医嘱单

科室:神经内科　　　　　　　　　　　　　　　　　　日期:2021-10-31

医嘱类型	日期	时间	医生姓名	医嘱类型	医嘱内容
长期	2021-10-31	9:00	林一	治疗医嘱	0.9%氯化钠注射液 100 ml 静滴 Bid(8:00,16:00)×1 袋
长期	2021-10-31	9:00	林一	治疗医嘱	依达拉奉注射液(30 mg 静滴)Bid(8:00,16:00)×3 支

三 工作过程

1. 思考与准备

(1) 静脉输液前需要评估的内容有哪些? 应如何评估?

(2) 用物准备应具体如何准备?

(3) 在治疗操作过程中,需给予患者哪些健康教育?

2. 具体操作流程(见图 2-12-1)

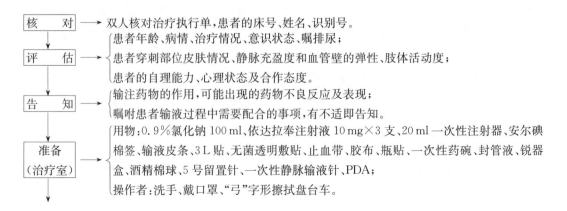

核　对 ⟶ 双人核对治疗执行单,患者的床号、姓名、识别号。

评　估 ⟶ 患者年龄、病情、治疗情况、意识状态、嘱排尿;
患者穿刺部位皮肤情况、静脉充盈度和血管壁的弹性、肢体活动度;
患者的自理能力、心理状态及合作态度。

告　知 ⟶ 输注药物的作用,可能出现的药物不良反应及表现;
嘱咐患者输液过程中需要配合的事项,有不适即告知。

准备
(治疗室) ⟶ 用物:0.9%氯化钠 100 ml、依达拉奉注射液 10 mg×3 支、20 ml 一次性注射器、安尔碘棉签、输液皮条、3 L 贴、无菌透明敷贴、止血带、胶布、瓶贴、一次性药碗、封管液、锐器盒、酒精棉球、5 号留置针、一次性静脉输液针、PDA;
操作者:洗手、戴口罩、"弓"字形擦拭盘台车。

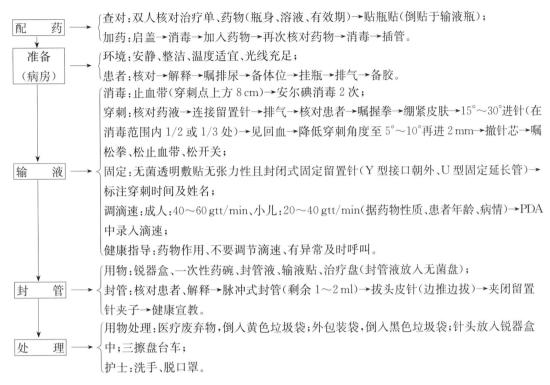

图 2-12-1　静脉输液操作流程图

（四）进阶练习

在口服药发放过程中，如果患者提出疑问应如何处理？

（五）评分标准　（见表 2-12-2）

表 2-12-2　静脉输液评分标准

项　目	项目总分	要　求	标准分	得分	备注
素质要求	5	服装、鞋帽整洁	1		
		仪表大方，举止端庄	2		
		语言柔和恰当，态度和蔼可亲	2		
操作前准备	10	评估	2		
		洗手，戴口罩	2		
		备齐用物	2		
		铺无菌盘（铺无菌巾或无菌纱布）	4		

(续表)

项 目		项目总分	要 求	标准分	得分	备注
操作过程	药物准备	15	查对药液	4		
			消毒安瓿(两次消毒)	2		
			抽吸药液,排气	6		
			安瓿套针头放妥	3		
	患者准备	10	核对,解释	4		
			选择合适静脉	2		
			距进针点上方6 cm处扎止血带	4		
	消毒皮肤	4	常规消毒皮肤(范围、方法正确)	4		
	进针	20	排气方法正确,不浪费药液,再次核对	4		
			嘱患者握拳,进针角度及深度适宜	4		
			见回血再进针少许	4		
			放松止血带,松拳,固定注射器与针头	6		
			缓慢注入药物	2		
	拔针	8	注射完毕,以干棉签按压穿刺点并迅速拔针	4		
			核对	2		
			密切观察用药后反应(局部、全身)	2		
健康教育		6	告知药物的作用、可能出现的反应及处理方法	4		
			告知如何保护注射部位的血管和皮肤	2		
操作后处理		10	整理床单位,合理安置患者	4		
			清理用物	4		
			洗手,脱口罩	2		
熟练程度		12	动作轻巧、准确、稳重、安全	4		
			无菌观念强	5		
			注意节力原则,操作时间<10 min	3		
总　　分		100				

(金见月)

第三章

急诊护理实践

第一节　静脉采血操作

一　学习目标

（1）了解静脉采血的方法和目的。

（2）掌握静脉采血的标准操作规程。

二　情景导入

　　王某，男性，48岁，因水肿1个月急诊入院。患者意识模糊，偶有躁动；电解质报告示低钾血症。既往有乙型肝炎病史。给予0.9％氯化钠注射液250 ml＋10％氯化钾注射液7.5 ml静脉滴注。

　　医疗诊断：①低血钾；②乙型肝炎。

　　补液后遵医嘱需复测电解质，医生开具临时医嘱"电解质检查"（见表3-1-1），护士进行静脉血采集操作。

表3-1-1　临时医嘱单

科室：急诊科　　　　　　　　　　　　　　　　　　　　　　　　日期：2021-10-31

医嘱类型	日期	时间	医生姓名	医嘱类型	医嘱内容
临时	2021-10-31	9:00	林一	治疗医嘱	电解质检查

三　工作过程

1. 思考与准备

（1）输液对静脉采血的影响有哪些？

（2）如何选择穿刺部位？

（3）如何避免发生针刺伤？

（4）静脉采血操作前后需要向患者做好哪些健康宣教？

（5）静脉采血需要注意哪些方面，如何规范操作？

2. 具体操作流程(见图 3 - 1 - 1)

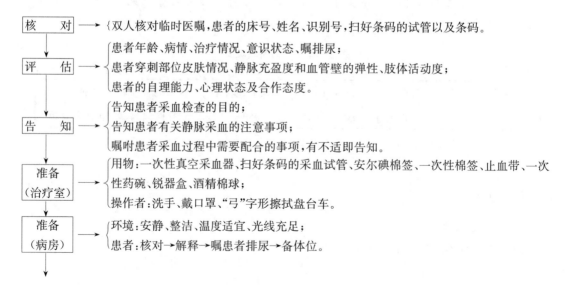

核　对	→	双人核对临时医嘱,患者的床号、姓名、识别号,扫好条码的试管以及条码。
评　估	→	患者年龄、病情、治疗情况、意识状态、嘱排尿; 患者穿刺部位皮肤情况、静脉充盈度和血管壁的弹性、肢体活动度; 患者的自理能力、心理状态及合作态度。
告　知	→	告知患者采血检查的目的; 告知患者有关静脉采血的注意事项; 嘱咐患者采血过程中需要配合的事项,有不适即告知。
准备 (治疗室)	→	用物:一次性真空采血器、扫好条码的采血试管、安尔碘棉签、一次性棉签、止血带、一次性药碗、锐器盒、酒精棉球; 操作者:洗手、戴口罩、"弓"字形擦拭盘台车。
准备 (病房)	→	环境:安静、整洁、温度适宜、光线充足; 患者:核对→解释→嘱患者排尿→备体位。

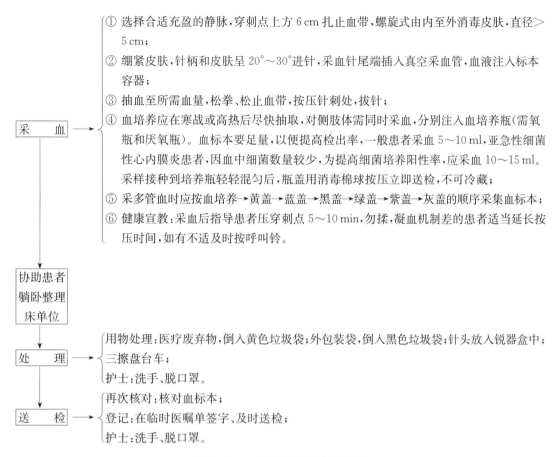

① 选择合适充盈的静脉,穿刺点上方6 cm扎止血带,螺旋式由内至外消毒皮肤,直径>5 cm;

② 绷紧皮肤,针柄和皮肤呈20°～30°进针,采血针尾端插入真空采血管,血液注入标本容器;

③ 抽血至所需血量,松拳、松止血带,按压针刺处,拔针;

④ 血培养应在寒战或高热后尽快抽取,对侧肢体需同时采血,分别注入血培养瓶(需氧瓶和厌氧瓶)。血标本要足量,以便提高检出率,一般患者采血5～10 ml,亚急性细菌性心内膜炎患者,因血中细菌数量较少,为提高细菌培养阳性率,应采血10～15 ml。采样接种到培养瓶轻轻混匀后,瓶盖用消毒棉球按压立即送检,不可冷藏;

⑤ 采多管血时应按血培养→黄盖→蓝盖→黑盖→绿盖→紫盖→灰盖的顺序采集血标本;

⑥ 健康宣教:采血后指导患者压穿刺点5～10 min,勿揉,凝血机制差的患者适当延长按压时间,如有不适及时按呼叫铃。

采血

协助患者躺卧整理床单位

处理

用物处理:医疗废弃物,倒入黄色垃圾袋,外包装袋,倒入黑色垃圾袋;针头放入锐器盒中;

三擦盘台车;

护士:洗手、脱口罩。

送检

再次核对:核对血标本;

登记:在临时医嘱单签字、及时送检;

护士:洗手、脱口罩。

图3－1－1　静脉采血操作流程图

(四) 进阶练习

1. 采集许多血管标本时应按什么顺序采集?

2. 如何采集血培养?

五 评分标准　　》》》（见表 3 - 1 - 2）

表 3 - 1 - 2　静脉血标本采集评分标准

项　目	项目总分	要　求	标准分	得分	备注
素质要求	5	服装、鞋帽整洁	1		
		仪表大方,举止端庄	2		
		语言柔和恰当,态度和蔼可亲	2		
操作前准备	13	评估	5		
		洗手,戴口罩	3		
		核对医嘱,备齐用物,放置合理,正确选择采集试管	5		
操作过程	52	查对正确	6		
		协助患者摆正体位	4		
		选择静脉,扎止血带	6		
		消毒皮肤,再次核对	6		
		嘱患者握拳,进针后见回血,正确固定针头	2		
		操作过程遵循无菌操作原则,一针见血	6		
		采血量准确,正确选择试管(建议使用真空采血管)	4		
		松止血带,嘱患者松拳,拔针,指导患者正确按压穿刺点	5		
		血液注入标本容器	3		
		操作后核对,安置患者	6		
		观察患者情况	4		
健康教育	8	采血后指导患者正确按压穿刺点	4		
		告知患者相关知识	4		
操作后处理	12	整理床单位,合理安置患者	3		
		清理用物,正确处理注射器与针头	3		
		洗手,脱口罩,记录	3		
		血标本处理正确,及时送检	3		
熟练程度	10	动作轻巧、准确、稳重,无菌观念强	8		
		注意节力原则	2		
总　分	100				

注:查对不严、发生差错或违反无菌操作者,视为不及格

（王　萍）

第二节　动脉采血操作

一 学习目标

（1）了解动脉采血的目的。

（2）掌握动脉采血的适应证及禁忌证。

（3）掌握动脉采血的各个穿刺部位。

（4）掌握动脉采血标准操作流程。

二 情景导入

王某，女，80岁，因烦躁、嗜睡，伴咳嗽、胸闷、气促2日，120急诊入院。痰液呈黄黏痰，白昼嗜睡，夜晚烦躁不眠。T 38℃，P 116次/分，R 32次/分，BP 112/60 mmHg，SaO_2 89％，查体：神志恍惚，皮肤温暖、发绀，球结膜充血水肿，颈静脉怒张，桶状胸，双侧肺部听诊有明显湿啰音。实验室检查：WBC 14.5×10^9/L，动脉血 PaO_2 55 mmHg，$PaCO_2$ 70 mmHg。慢性支气管肺炎病史15年。

医疗诊断：①慢性阻塞性肺疾病感染伴急性发作；②Ⅱ型呼吸衰竭。

为复查患者氧分压情况及二氧化碳分压情况，医生开具医嘱"动脉血气分析"，见表3-2-1），护士进行动脉血采集操作。

表3-2-1　临时医嘱单

科室：急诊科　　　　　　　　　　　　　　　　　　　　日期：2021-10-31

医嘱类型	日期	时间	医生姓名	医嘱类型	医嘱内容
临时	2021-10-31	9：00	林一	特检医嘱	血气分析

三 工作过程

1. 思考与准备

动脉采血前需要评估的内容有哪些？如何判断是动脉血？

2. 具体操作流程(见图3-2-1)

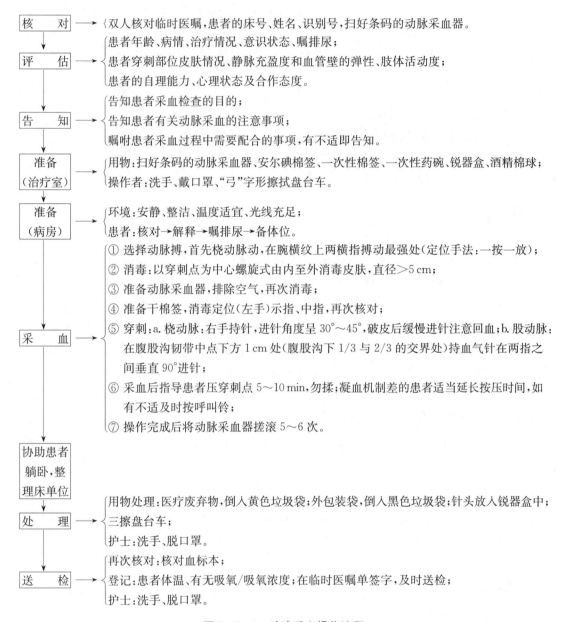

核　对 → 双人核对临时医嘱,患者的床号、姓名、识别号,扫好条码的动脉采血器。

评　估 →
患者年龄、病情、治疗情况、意识状态、嘱排尿;
患者穿刺部位皮肤情况、静脉充盈度和血管壁的弹性、肢体活动度;
患者的自理能力、心理状态及合作态度。

告　知 →
告知患者采血检查的目的;
告知患者有关动脉采血的注意事项;
嘱咐患者采血过程中需要配合的事项,有不适即告知。

准备(治疗室) →
用物:扫好条码的动脉采血器、安尔碘棉签、一次性棉签、一次性药碗、锐器盒、酒精棉球;
操作者:洗手、戴口罩、"弓"字形擦拭盘台车。

准备(病房) →
环境:安静、整洁、温度适宜、光线充足;
患者:核对→解释→嘱排尿→备体位。

采　血 →
① 选择动脉搏,首先桡动脉,在腕横纹上两横指搏动最强处(定位手法:一按一放);
② 消毒:以穿刺点为中心螺旋式由内至外消毒皮肤,直径>5 cm;
③ 准备动脉采血器,排除空气,再次消毒;
④ 准备干棉签,消毒定位(左手)示指、中指,再次核对;
⑤ 穿刺:a. 桡动脉:右手持针,进针角度呈30°~45°,破皮后缓慢进针注意回血;b. 股动脉:在腹股沟韧带中点下方1 cm处(腹股沟下1/3与2/3的交界处)持血气针在两指之间垂直90°进针;
⑥ 采血后指导患者压穿刺点5~10 min,勿揉;凝血机制差的患者适当延长按压时间,如有不适及时按呼叫铃;
⑦ 操作完成后将动脉采血器搓滚5~6次。

协助患者躺卧,整理床单元

处　理 →
用物处理:医疗废弃物,倒入黄色垃圾袋;外包装袋,倒入黑色垃圾袋;针头放入锐器盒中;
三擦盘台车;
护士:洗手、脱口罩。

送　检 →
再次核对:核对血标本;
登记:患者体温、有无吸氧/吸氧浓度;在临时医嘱单签字,及时送检;
护士:洗手、脱口罩。

图3-2-1　动脉采血操作流程

(四) 进阶练习

动脉采血的选择部位有哪些? 应该取什么体位?

五 评分标准 （见表 3-2-2）

表 3-2-2 动脉血标本采集评分标准

项 目	项目总分	要 求	标准分	得分	备注
素质要求	5	服装、鞋帽整洁	1		
		仪表大方,举止端庄	2		
		语言柔和恰当,态度和蔼可亲	2		
操作前准备	13	评估	5		
		洗手,戴口罩	3		
		核对医嘱,备齐用物,放置合理	5		
操作过程	52	查对正确	6		
		协助患者摆正体位,选择动脉,根据需要垫小枕	4		
		消毒 ① 常规消毒穿刺局部皮肤	6		
		② 消毒操作者一手食指,中指前段	8		
		穿刺: ① 桡动脉:右手持针,进针角度呈 30°～45°,破皮后缓慢进针注意回血。 ② 股动脉:在腹股沟韧带中点下方 1 cm 处(腹股沟下 1/3 与 2/3 的交界处)持血气针在两指之间垂直 90°进针。	15		
		压迫穿刺部位至少 5～10 min	3		
		操作完成后将动脉采血器搓滚 5～6 次	4		
		登记患者体温及抽取时间、有无吸氧/氧气浓度,情绪状况,及时送检。	6		
健康教育	8	动脉采血后的注意事项	8		
操作后处理	12	整理床单位,合理安置患者	3		
		清理用物,正确处理注射器与针头	3		
		洗手,脱口罩,记录	3		
		观察病情及穿刺部位有无出血	3		
熟练程度	10	动作轻巧、准确、稳重,无菌观念强	8		
		注意节力原则	2		
总 分	100				
注:查对不严、发生差错或违反无菌操作者,视为不及格					

（王 萍）

第三节　中段尿收集

一 学习目标

(1) 掌握采集中段尿的指征。
(2) 掌握留取中段尿的操作步骤。
(3) 熟悉尿常规检查的正常值范围。

二 情景导入

> 王某,女,40 岁,因尿频、尿急、尿道烧灼感,腹痛及腰痛 6 h,局部热敷无效,急诊入院。T 36.5℃, P 96 次/分,R 20 次/分,BP 147/96 mmHg,患者侧卧位,无法平卧。查体:神清,心脏听诊各瓣膜听诊区未闻及杂音,平卧时下腹部触诊疼痛明显,拒按压,无反跳痛及肌紧张,肝脾未触及,肠鸣音正常。为进一步明确诊断,查验尿常规。
>
> 医疗诊断:尿路感染。
>
> 医生开具医嘱"尿常规检查"(见表 3-3-1),护士指导患者进行中段尿标本留取。

表 3-3-1　长期医嘱单

科室:急诊科　　　　　　　　　　　　　　　　　　　　　　日期:2021-10-31

医嘱类型	日期	时间	医生姓名	医嘱类型	医嘱内容
临时	2021-10-31	9:00	林一	检查医嘱	尿常规检查

三 工作过程

1. 思考与准备

(1) 留取中段尿前需要评估的内容有哪些? 应如何评估?

(2) 用物准备需要具体准备哪些?

（3）在治疗操作过程中，需给予患者的健康教育有哪些？

2. 具体操作流程（见图 3-3-1）

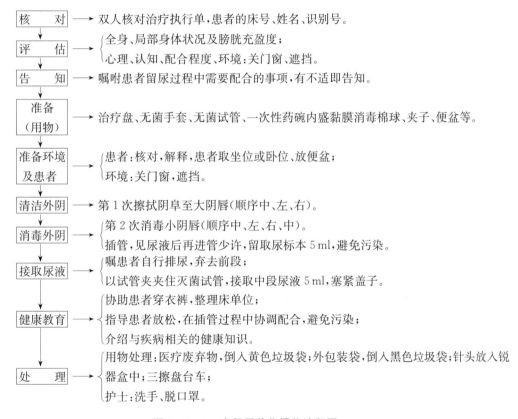

核　对	→ 双人核对治疗执行单，患者的床号、姓名、识别号。
评　估	→ 全身、局部身体状况及膀胱充盈度； 心理、认知、配合程度、环境：关门窗、遮挡。
告　知	→ 嘱咐患者留尿过程中需要配合的事项，有不适即告知。
准备 （用物）	→ 治疗盘、无菌手套、无菌试管、一次性药碗内盛黏膜消毒棉球、夹子、便盆等。
准备环境 及患者	→ 患者：核对，解释，患者取坐位或卧位、放便盆； 环境：关门窗，遮挡。
清洁外阴	→ 第1次擦拭阴阜至大阴唇（顺序中、左、右）。
消毒外阴	→ 第2次消毒小阴唇（顺序中、左、右、中）。 插管，见尿液后再进管少许，留取尿标本5 ml，避免污染。
接取尿液	→ 嘱患者自行排尿，弃去前段； 以试管夹夹住灭菌试管，接取中段尿液5 ml，塞紧盖子。
健康教育	→ 协助患者穿衣裤，整理床单位； 指导患者放松，在插管过程中协调配合，避免污染； 介绍与疾病相关的健康知识。
处　理	→ 用物处理：医疗废弃物，倒入黄色垃圾袋；外包装袋，倒入黑色垃圾袋；针头放入锐器盒中；三擦盘台车； 护士：洗手、脱口罩。

图 3-3-1　中段尿收集操作流程图

四　进阶练习

1. 如何快速而准确地找到尿道口？

2. 如何避免中段尿被污染?

五 评分标准 》》 (见表 3-3-2)

表 3-3-2　中段尿收集评分标准

项　目		项目总分	要　　求	标准分	得分	备注
素质要求		5	服装、鞋帽整洁	1		
			仪表大方,举止端庄	2		
			语言柔和恰当,态度和蔼可亲	2		
操作前准备		15	评估	5		
			洗手,戴口罩	2		
			备齐用物,放置合理	8		
操作过程	患者准备	57	核对,解释,取得患者合作	4		
			遮挡,保暖,放置体位,对侧裤腿盖至近侧腿上	4		
			橡胶单、治疗巾或一次性尿垫垫于臀下	2		
			清洗外阴(口述)	2		
	初步消毒		第1次用消毒液擦拭阴阜至大阴唇(顺序中、左、右)	3		
			第2次用消毒液擦拭小阴唇(顺序左、右、中)	3		
			擦拭范围及方法正确	2		
	插管前准备		开包,备无菌消毒液棉球	4		
			戴手套	2		
			铺洞巾(排列用物)	2		
			润滑导尿管	2		
	插管		第2次消毒(顺序中、左、右、中,手固定)	10		
			插管,见尿液后再进管少许	4		
			放尿方法正确	4		
			留取中断尿标本,避免污染	4		
	拔管		拔管方法正确	5		
健康教育		10	针对性强,嘱咐相关事项	5		
			介绍与疾病相关的健康知识	5		

（续表）

项　目	项目总分	要　求	标准分	得分	备注
操作后处理	8	协助患者穿衣裤,整理床单位	3		
		清理用物	2		
		观察,洗手,脱口罩,记录	3		
熟练程度	5	动作轻巧、准确、稳重、无菌观念强	3		
		注意节力原则,操作时间<20 min	2		
总　分	100				

（刁永民）

第四节　留置导尿术

一　学习目标

（1）熟悉导尿术的操作流程。
（2）熟悉导尿时常见问题的处理方法。
（3）掌握男女导尿术的目的、用物准备、实施、注意事项。
（4）了解导尿过程中无菌观念的重要性。
（5）了解各种导尿术的健康教育。

二　情景导入

　　王某,女,40 岁,因排尿异常,腹痛及腰痛 6 h,局部热敷无效,急诊入院。T 36.5℃,P 96 次/分,R 20 次/分,BP 147/96 mmHg,查体:神清,患者侧卧位,心脏听诊各瓣膜听诊区未闻及杂音,平卧时小腹胀痛明显,下腹部稍隆起,触诊胀痛明显,拒按压,无反跳痛及肌紧张,肝脾未触及,肠鸣音正常。

　　医疗诊断:急性尿潴留。

　　为缓解患者尿潴留,医生开具医嘱"留置导尿"(见表3-4-1),护士对患者行留置导尿术。

表 3-4-1　长期医嘱单

科室:急诊科 日期:2021-10-31

医嘱类型	日期	时间	医生姓名	医嘱类型	医嘱内容
临时	2021-10-31	9:00	林一	检查医嘱	留置导尿

三 工作过程

1. 思考与准备

（1）留置导尿前需要评估的内容有哪些？应如何评估？

（2）应如何进行用物准备？

（3）在治疗操作过程中,需给予患者的健康教育有哪些？

2. 具体操作流程(见图 3-4-1)

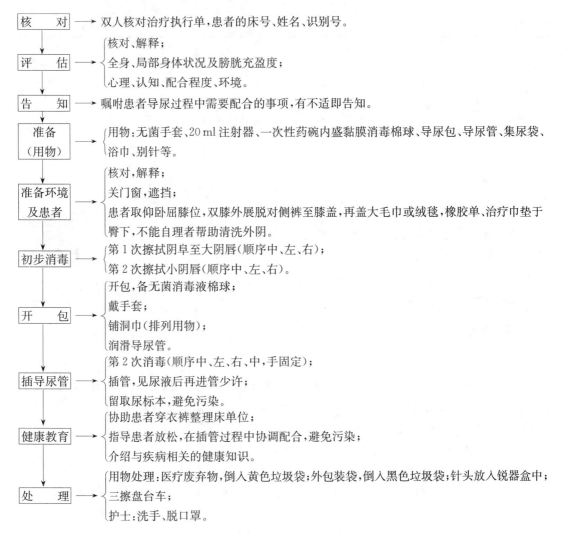

核　　对	→ 双人核对治疗执行单,患者的床号、姓名、识别号。
评　　估	→ 核对、解释; 全身、局部身体状况及膀胱充盈度; 心理、认知、配合程度、环境。
告　　知	→ 嘱咐患者导尿过程中需要配合的事项,有不适即告知。
准备 (用物)	→ 用物:无菌手套、20 ml 注射器、一次性药碗内盛黏膜消毒棉球、导尿包、导尿管、集尿袋、 浴巾、别针等。
准备环境 及患者	→ 核对,解释; 关门窗,遮挡; 患者取仰卧屈膝位,双膝外展脱对侧裤至膝盖,再盖大毛巾或绒毯,橡胶单、治疗巾垫于 臀下,不能自理者帮助清洗外阴。
初步消毒	→ 第 1 次擦拭阴阜至大阴唇(顺序中、左、右); 第 2 次擦拭小阴唇(顺序中、左、右)。
开　　包	→ 开包,备无菌消毒液棉球; 戴手套; 铺洞巾(排列用物); 润滑导尿管。
插导尿管	→ 第 2 次消毒(顺序中、左、右、中,手固定); 插管,见尿液后再进管少许; 留取尿标本,避免污染。
健康教育	→ 协助患者穿衣裤整理床单位; 指导患者放松,在插管过程中协调配合,避免污染; 介绍与疾病相关的健康知识。
处　　理	→ 用物处理:医疗废弃物,倒入黄色垃圾袋;外包装袋,倒入黑色垃圾袋;针头放入锐器盒中; 三擦盘台车; 护士:洗手、脱口罩。

图 3-4-1　留置导尿操作流程图

四 进阶练习

如何快速而准确地找到尿道口？

五 评分标准 （见表 3-4-2）

表 3-4-2 留置导尿评分标准

项 目		项目总分	要 求	标准分	得分	备注
素质要求		5	服装、鞋帽整洁	1		
			仪表大方，举止端庄	2		
			语言柔和恰当，态度和蔼可亲	2		
操作前准备		15	评估	5		
			洗手，戴口罩	2		
			备齐用物，放置合理	8		
操作过程	患者准备	57	核对，解释，取得患者合作	4		
			遮挡，保暖，放置体位，对侧裤腿盖至近侧腿上	4		
			橡胶单、治疗巾或一次性尿垫垫于臀下	2		
			清洗外阴（口述）	2		
	初步消毒		第1次用消毒液擦拭阴阜至大阴唇（中、左、右）	3		
			第2次用消毒液擦拭小阴唇（顺序中、左、右）	3		
			擦拭范围及方法正确	2		
	插管前准备		开包，备无菌消毒液棉球	4		
			戴手套	2		
			铺洞巾（排列用物）	2		
			润滑导尿管	2		
	插管		第2次消毒（顺序中、左、右、中，手固定）	10		
			插管，见尿液后再进管少许	4		
			放尿方法正确	4		
			留取尿标本，避免污染	4		
	拔管		拔管方法正确	5		

(续表)

项　目	项目总分	要　　求	标准分	得分	备注
健康教育	10	针对性强,嘱咐相关事项	5		
		介绍与疾病相关的健康知识	5		
操作后处理	8	协助患者穿衣裤,整理床单位	3		
		清理用物	2		
		观察,洗手,脱口罩,记录	3		
熟练程度	5	动作轻巧、准确、稳重、无菌观念强	3		
		注意节力原则,操作时间<20 min	2		
总　　分	100				

（刁永民）

第五节　除颤技术

一　学习目标

(1) 掌握除颤的操作步骤及关键参数设置。
(2) 掌握心律失常的评估要点。
(3) 掌握除颤仪使用的注意事项。
(4) 了解急救应具备的心理素质。

二　情景导入

> 王某,女,68岁,120急诊入院,主诉突发心前区疼痛伴呼吸困难半小时,既往有慢性阻塞性肺疾病病史。T 36.8℃,P 131次/分,R 16次/分,BP 101/75 mmHg,心电图提示急性心肌梗死。遵医嘱立即建立静脉通路,给予高流量吸氧、心电监护。随后患者突发意识丧失,瞳孔散大,对光反射消失,立即执行口头医嘱"心肺复苏术、电除颤,简易呼吸器辅助通气;肾上腺素2 mg依次静脉推注"。
>
> 医疗诊断:①急性心肌梗死;②心跳呼吸停止。

三　工作过程

1. 思考与准备

(1) 除颤前需要评估的内容有哪些? 应如何评估?

（2）除颤的部位在哪里？

（3）判断除颤成功的有效指征是什么？

2. 具体操作流程(见图 3 - 5 - 1)

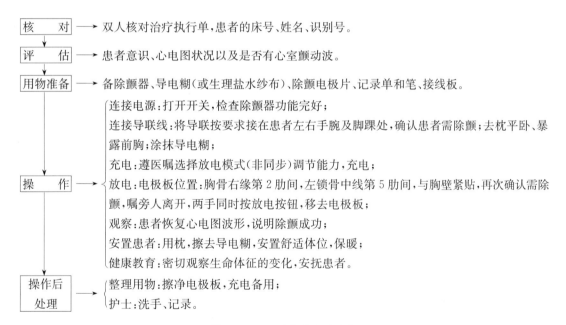

核　　对	→	双人核对治疗执行单,患者的床号、姓名、识别号。
评　　估	→	患者意识、心电图状况以及是否有心室颤动波。
用物准备	→	备除颤器、导电糊(或生理盐水纱布)、除颤电极片、记录单和笔、接线板。
操　　作	→	连接电源:打开开关,检查除颤器功能完好; 连接导联线:将导联按要求接在患者左右手腕及脚踝处,确认患者需除颤;去枕平卧、暴露前胸;涂抹导电糊; 充电:遵医嘱选择放电模式(非同步)调节能力,充电; 放电:电极板位置:胸骨右缘第 2 肋间,左锁骨中线第 5 肋间,与胸壁紧贴,再次确认需除颤,嘱旁人离开,两手同时按放电按钮,移去电极板; 观察:患者恢复心电图波形,说明除颤成功; 安置患者:用枕,擦去导电糊,安置舒适体位,保暖; 健康教育:密切观察生命体征的变化,安抚患者。
操作后 处理	→	整理用物:擦净电极板,充电备用; 护士:洗手、记录。

图 3 - 5 - 1　除颤技术流程图

（四）进阶练习

1. 决定除颤能否成功的因素有哪些？

2. 如何执行口头医嘱?

五 评分标准 》》》　(见表3-5-1)

表3-5-1　除颤技术评分标准

项　目		项目总分	要　求	标准分	得分	备注
素质要求		5	服装、鞋帽整洁	1		
			仪表大方,举止端庄	2		
			语言柔和恰当,态度和蔼可亲	2		
操作前准备		10	评估	5		
			备齐用物	5		
操作过程	核对	63	核对,解释	4		
	接通电源		连接电源,打开开关	3		
			检查机器功能完好	3		
	连接导联线		正确连接导联线	4		
			确认患者需除颤	4		
	患者准备		去枕平卧	2		
			暴露患者前胸	2		
	涂抹导电糊		涂抹导电糊均匀、适量	4		
	充电		遵医嘱选择放电模式	2		
			调节能量,充电	4		
	放电		电极板放置位置正确	5		
			压力适当,紧贴皮肤	4		
			嘱旁人离开床边	4		
			再次确认需除颤	4		
			放电,方法正确	4		
	观察		观察患者心电图波形	3		
			口述除颤成功	2		
	安置患者		协助患者舒适体位	3		
			保暖	2		

（续表）

项　目	项目总分	要　　　求	标准分	得分	备注
健康教育	6	安抚患者	3		
		密切观察生命体征的变化	3		
操作后处理	8	整理、处理用物，方法正确	2		
		充电备用	2		
		洗手，记录	4		
熟练程度	8	动作轻巧、熟练、正确	8		
总　　分	100				

（王茂才）

第六节　肌内、皮下注射

学习目标

（1）了解肌内、皮下注射的适用范围。
（2）熟悉肌内注射的目的。
（3）熟悉药物配伍禁忌。
（4）掌握注射的操作步骤及定位方法。

情景导入

　　王芳，女，40岁，2小时前家中做饭，菜刀误伤左手示指，经自行简单包扎后仍有出血，急诊来院。左手示指活动度良好，可见伤口约 10 mm×4 mm，切口较深，有缓慢渗血，予清创缝合，包扎固定。

　　医疗诊断：示指外伤。

　　医生开具医嘱"破伤风人免疫球蛋白 250 IU 肌内注射"见表3-6-1。

表3-6-1　临时医嘱单

科室：急诊科　　　　　　　　　　　　　　　　　　　　　　日期：2021-11-13

医嘱类型	日期	时间	医生姓名	医嘱类型	医嘱内容
临时	2021-11-13	14:00	林一	治疗医嘱	破伤风人免疫球蛋白 250 IU 肌内注射

三 工作过程

1. 思考与准备

（1）注射操作前需要评估的内容有哪些？应如何评估？如何选择注射部位？

（2）用物准备需要具体准备哪些？

（3）在治疗操作过程中及操作后，需给予患者的健康教育有哪些？

2. 具体操作流程（见图 3-6-1）

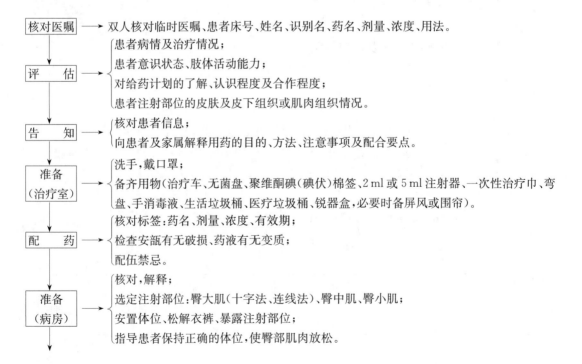

```
核对医嘱 ——→ 双人核对临时医嘱、患者床号、姓名、识别名、药名、剂量、浓度、用法。

评  估 ——→ { 患者病情及治疗情况；
             患者意识状态、肢体活动能力；
             对给药计划的了解、认识程度及合作程度；
             患者注射部位的皮肤及皮下组织或肌肉组织情况。

告  知 ——→ { 核对患者信息；
             向患者及家属解释用药的目的、方法、注意事项及配合要点。

准备
（治疗室） ——→ { 洗手，戴口罩；
               备齐用物（治疗车、无菌盘、聚维酮碘（碘伏）棉签、2 ml 或 5 ml 注射器、一次性治疗巾、弯
               盘、手消毒液、生活垃圾桶、医疗垃圾桶、锐器盒，必要时备屏风或围帘）。

配  药 ——→ { 核对标签：药名、剂量、浓度、有效期；
             检查安瓿有无破损、药液有无变质；
             配伍禁忌。

准备
（病房） ——→ { 核对，解释；
             选定注射部位：臀大肌（十字法、连线法）、臀中肌、臀小肌；
             安置体位、松解衣裤、暴露注射部位；
             指导患者保持正确的体位，使臀部肌肉放松。
```

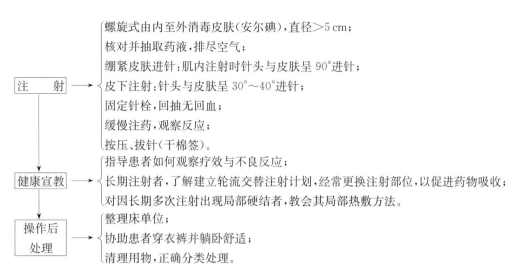

图 3-6-1　肌内、皮下注射流程图

注射
- 螺旋式由内至外消毒皮肤(安尔碘),直径>5 cm;
- 核对并抽取药液,排尽空气;
- 绷紧皮肤进针:肌内注射时针头与皮肤呈90°进针;
- 皮下注射:针头与皮肤呈30°~40°进针;
- 固定针栓,回抽无回血;
- 缓慢注药,观察反应;
- 按压、拔针(干棉签)。

健康宣教
- 指导患者如何观察疗效与不良反应;
- 长期注射者,了解建立轮流交替注射计划,经常更换注射部位,以促进药物吸收;
- 对因长期多次注射出现局部硬结者,教会其局部热敷方法。

操作后处理
- 整理床单位;
- 协助患者穿衣裤并躺卧舒适;
- 清理用物,正确分类处理。

(四) 进阶练习

操作过程中针头脱落应如何紧急处理?

(五) 评分标准　　(见表 3-6-2)

表 3-6-2　肌内注射、皮下注射评分标准

项　目		项目总分	要　　求	标准分	得分	备注
素质要求		5	服装、鞋帽整洁	1		
			仪表大方,举止端庄	2		
			语言柔和恰当,态度和蔼可亲	2		
操作前准备		10	评估	3		
			洗手,戴口罩	2		
			备齐用物	3		
			铺无菌盘	2		
操作过程	核对	6	查对注射卡	2		
			查对药物	4		
	抽液	14	锯安瓿,开瓶一次完成	2		
			抽液方法准确(安瓿、密封平)	6		
			不余、不漏、不污染	6		

(续表)

项　目		项目总分	要　　求	标准分	得分	备注
	患者准备	12	核对,解释	2		
			卧位安置	2		
			正确选择注射部位(2种定位方法)	8		
	消毒皮肤	6	消毒皮肤范围、方法正确	6		
	排气	6	排气方法正确,不浪费药液	4		
			再次核对	2		
	注射	10	绷紧皮肤	2		
			进针角度、深度适宜	4		
			抽回血	2		
			注药速度适宜	2		
	拔针	2	迅速拔针,用棉签按压进针点	2		
	观察	6	核对	2		
			注药后反应	4		
健康教育		7	针对性强,护患沟通效果好	3		
			告知药物的作用、不良反应、处理方法及相关知识	4		
操作后处理		8	整理床单位,合理安置患者	2		
			清理用物,正确处理	4		
			洗手,脱口罩	2		
熟练程度		8	动作轻巧、准确、稳重、安全	2		
			无菌观念强	4		
			注意节力原则,操作时间<10 min	2		
总　　分		100				

（刘　　东）

第七节　简易呼吸器

🔵 **学习目标** 》》》

(1) 了解简易呼吸器的组成及工作原理。

(2) 掌握简易呼吸器的操作方法及注意事项。

（3）掌握简易呼吸器气囊的检测方法。

情景导入

王某,女,68岁,120急诊入院,主诉心前区疼痛伴呼吸困难半小时,既往有慢性阻塞性肺疾病病史。T 36.8℃, P 131次/分,R 16次/分,BP 101/75 mmHg,心电图提示急性心肌梗死。遵医嘱建立静脉通路,给予高流量吸氧、心电监护。随后患者突发意识丧失,瞳孔散大,对光反射消失。立即执行口头医嘱"心肺复苏术、电除颤、简易呼吸器辅助通气"。

医疗诊断:①急性心肌梗死;②心跳呼吸停止。

工作过程

1. 思考与准备

（1）操作前需要评估的内容有哪些? 应如何评估?

（2）简易呼吸器的EC手法和挤压球囊手法有哪些?

（3）简易呼吸器的检测方法有哪些?

2. 具体操作流程(见图3-7-1)

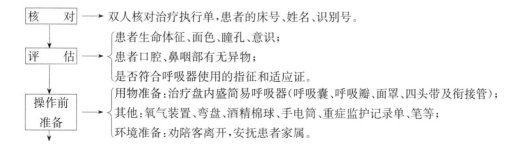

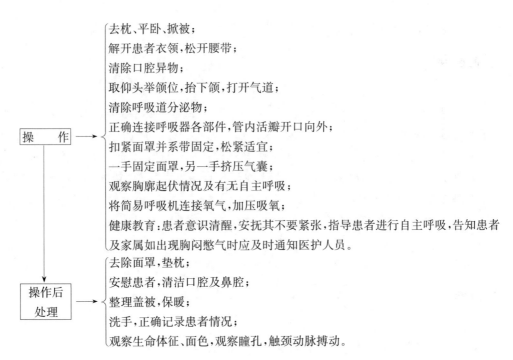

操作 →
- 去枕、平卧、掀被;
- 解开患者衣领,松开腰带;
- 清除口腔异物;
- 取仰头举颏位,抬下颌,打开气道;
- 清除呼吸道分泌物;
- 正确连接呼吸器各部件,管内活瓣开口向外;
- 扣紧面罩并系带固定,松紧适宜;
- 一手固定面罩,另一手挤压气囊;
- 观察胸廓起伏情况及有无自主呼吸;
- 将简易呼吸机连接氧气,加压吸氧;
- 健康教育:患者意识清醒,安抚其不要紧张,指导患者进行自主呼吸,告知患者及家属如出现胸闷憋气时应及时通知医护人员。

操作后处理 →
- 去除面罩,垫枕;
- 安慰患者,清洁口腔及鼻腔;
- 整理盖被,保暖;
- 洗手,正确记录患者情况;
- 观察生命体征、面色,观察瞳孔,触颈动脉搏动。

图 3-7-1　简易呼吸器流程图

四　进阶练习

如果给氧过程中患者出现胸闷憋气时应该如何处理?

五　评分标准　(见表 3-7-1)

表 3-7-1　简易呼吸器评分标准

项　目		项目总分	要　求	标准分	得分	备注
素质要求		5	服装、鞋帽整洁	1		
			仪表大方,举止端庄	2		
			语言柔和恰当,态度和蔼可亲	2		
操作前准备	评估	20	评估患者意识、生命体征、面色、瞳孔,确定患者已出现呼吸停止	5		
	用物		备齐用物	13		
	环境		劝陪客离开,安抚患者家属	2		

（续表）

项　　目		项目总分	要　　求	标准分	得分	备注
操作过程	复苏体位	55	去枕、平卧、掀被	3		
			解开患者衣领,松开腰带	2		
	清除异物		抬下颌,查看口腔,清除口腔异物	6		
	开放气道		取仰头举颌位,抬下颌,清除呼吸道分泌物	5		
			正确连接呼吸器各部件,管内活瓣开口向外	5		
	扣紧面罩		放置面罩固定带,托起下颌,扣紧面罩并系带固定,松紧适宜	10		
	挤压面罩		一手固定面罩,另一手挤压气囊	3		
			按压频率 16～20 次/分,有规律反复挤压气囊	4		
			按压深度 1/3～1/2,充气 500～1 000 ml	3		
	加压给氧		将简易呼吸器连接氧气(氧流量 8～10 L/min),捏气囊,加压给氧两次(口述:通知麻醉科插管,使用呼吸机辅助呼吸)	8		
	观察病情		按压时注意观察患者胸廓起伏情况	3		
			判断有无自主呼吸,评价复苏效果	3		
健康教育		5	根据病情,如患者清醒,安抚患者	5		
操作后处理		10	去除面罩,垫枕,安慰患者,整理床单位	2		
			整理用物,清点急救车物品	2		
			注意患者口鼻清洁和保暖	2		
			观察生命体征、面色、查瞳孔,触颈动脉搏动	2		
			洗手,做好记录(患者情况及抢救过程)	2		
熟练程度		5	操作熟练,手法正确,程序规范,动作迅速	5		
总　　分		100				

（王茂才）

第八节　洗胃技术

一 学习目标

（1）熟悉洗胃的目的。
（2）熟悉洗胃技术的禁忌证。

（3）掌握洗胃技术的操作流程。

（4）掌握不同洗胃液对应的适应证。

情景导入

　　张某,女,50岁,因与婆婆争吵,口服乐果2h,出现腹痛、头晕,120急诊入院,烦躁,双侧瞳孔等圆等大,直径1.5mm,对光反射存在,口边有呕吐物,T 37.8℃,P 105次/分,R 24次/分,BP 90/60 mmHg,SaO₂ 94％,既往有抑郁症病史。

　　医疗诊断:农药中毒。

　　为治疗农药中毒,医生开具医嘱"洗胃"(见表3－8－1)。

表3－8－1　临时医嘱单

科室:急诊科 　　　　　　　　　　　　　　　　　　　　　　　　　　　日期:2021－10－31

医嘱类型	日期	时间	医生姓名	医嘱类型	医嘱内容
临时	2021－10－31	9:00	林一	治疗医嘱	洗胃

工作过程

1. 思考与准备

（1）洗胃前需要评估的内容有哪些? 应如何评估?

（2）判断胃管在胃内的方法有哪些?

（3）在洗胃操作过程中,对于神志清醒患者的健康教育有哪些?

2. 具体操作流程(见图 3-8-1)

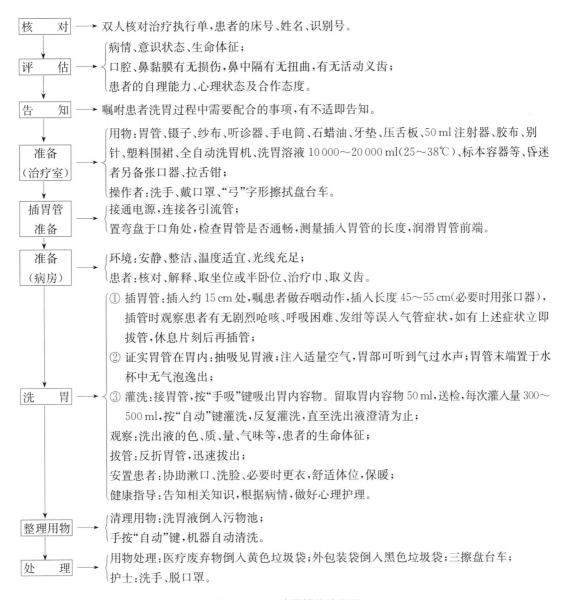

| 核　对 | → | 双人核对治疗执行单,患者的床号、姓名、识别号。 |

| 评　估 | → | 病情、意识状态、生命体征;
口腔、鼻黏膜有无损伤,鼻中隔有无扭曲,有无活动义齿;
患者的自理能力、心理状态及合作态度。 |

告　知 → 嘱咐患者洗胃过程中需要配合的事项,有不适即告知。

准备(治疗室) →
用物:胃管、镊子、纱布、听诊器、手电筒、石蜡油、牙垫、压舌板、50 ml 注射器、胶布、别针、塑料围裙、全自动洗胃机、洗胃溶液 10 000～20 000 ml(25～38℃)、标本容器等,昏迷者另备张口器、拉舌钳;
操作者:洗手、戴口罩、"弓"字形擦拭盘台车。

插胃管准备 →
接通电源,连接各引流管;
置弯盘于口角处,检查胃管是否通畅,测量插入胃管的长度,润滑胃管前端。

准备(病房) →
环境:安静、整洁、温度适宜、光线充足;
患者:核对、解释、取坐位或半卧位、治疗巾、取义齿。

洗　胃 →
① 插胃管:插入约 15 cm 处,嘱患者做吞咽动作,插入长度 45～55 cm(必要时用张口器),插管时观察患者有无剧烈呛咳、呼吸困难、发绀等误入气管症状,如有上述症状立即拔管,休息片刻后再插管;
② 证实胃管在胃内:抽吸见胃液;注入适量空气,胃部可听到气过水声;胃管末端置于水杯中无气泡逸出;
③ 灌洗:接胃管,按"手吸"键吸出胃内容物。留取胃内容物 50 ml,送检,每次灌入量 300～500 ml,按"自动"键灌洗,反复灌洗,直至洗出液澄清为止;
观察:洗出液的色、质、量、气味等,患者的生命体征;
拔管:反折胃管,迅速拔出;
安置患者:协助漱口、洗脸、必要时更衣,舒适体位,保暖;
健康指导:告知相关知识,根据病情,做好心理护理。

整理用物 →
清理用物:洗胃液倒入污物池;
手按"自动"键,机器自动清洗。

处　理 →
用物处理:医疗废弃物倒入黄色垃圾袋;外包装袋倒入黑色垃圾袋;三擦盘台车;
护士:洗手、脱口罩。

图 3-8-1　洗胃操作流程图

（四）进阶练习

如果洗胃过程中患者出现呛咳,应该如何处理?

五　评分标准 〉〉〉　（见表 3-8-2）

表 3-8-2　洗胃技术评分标准

项　目	项目总分	要　求	标准分	得分	备注
素质要求	5	服装、鞋帽整洁	1		
		仪表大方，举止端庄	2		
		语言柔和恰当，态度和蔼可亲	2		
操作前准备	10	评估	3		
		洗手，戴口罩	4		
		备齐用物（配制好洗胃液），放置合理	3		
操作过程	核对	核对：姓名、床号、性别	2		
		解释：操作目的、配合要求	2		
	接通电源	接通电源，连接各引流管	4		
	患者准备	坐位或半卧位（昏迷者取左侧卧位）	2		
		围塑料围裙	2		
		取义齿	2		
	插管	置弯盘于口角处	2		
		检查胃管是否通畅	2		
		测量插入胃管长度，润湿胃管前端	2		
		插入胃管手法正确	6		
		插入长度 45～55 cm	5		
		证实胃管在胃内，方法正确	6		
		固定胃管	4		
	连接胃管	将胃管与洗胃机胃管端口连接，紧密无漏气	2		
	灌洗	按"手吸"键，吸出胃内容物	4		
		按"自动"键灌洗	2		
		反复灌洗，直至洗出液澄清为止	4		
	观察	观察病情及洗出液的色、质、量、气味	5		
	拔管	拔管方法正确（反折、迅速）	3		
	安置患者	协助患者漱口、洗脸，舒适体位，保暖	4		
健康教育	6	做好心理护理	3		
		告知相关知识	3		

（操作过程 项目总分 65）

（续表）

项　目	项目总分	要　　求	标准分	得分	备注
操作后处理	6	整理床单位及用物	2		
		清洁、消毒洗胃机	2		
		洗手，记录	2		
熟练程度	8	动作轻巧、稳重、正确	8		
总　　分	100				

（王茂才）

第九节　心肺复苏

一 学习目标 》》》

（1）掌握胸外按压的操作方法。
（2）掌握实施心肺复苏的评估内容。
（3）了解心肺复苏的基本原理。
（4）了解心搏骤停的基本知识。

二 情景导入 》》》

　　王某，女，40岁，120急诊入院，主诉心前区疼痛伴呼吸困难半小时，既往有慢性阻塞性肺疾病病史。T 36.8℃，P 131次／分，R 16次／分，BP 101/75 mmHg，心电图提示急性心肌梗死。遵医嘱建立静脉通路，给予高流量吸氧、心电监护。随后患者突发意识丧失，瞳孔散大，对光反射消失。立即执行口头医嘱"心肺复苏术、电除颤、简易呼吸器辅助通气"。

　　医疗诊断：①急性心肌梗死；②心跳呼吸停止。

三 工作过程 》》》

1. 思考与准备

（1）心肺复苏前需要评估的内容有哪些？应如何评估？

（2）心肺复苏过程中应如何掌握按压部位、深度及频率?

（3）在心肺复苏成功后,需给予患者的健康教育有哪些?

2. 具体操作流程(见图3-9-1)

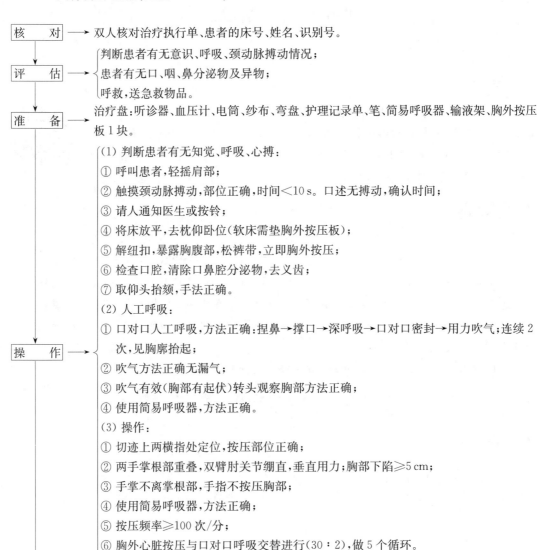

核　对 —→ 双人核对治疗执行单、患者的床号、姓名、识别号。

评　估 —→ 判断患者有无意识、呼吸、颈动脉搏动情况;
患者有无口、咽、鼻分泌物及异物;
呼救,送急救物品。

准　备 —→ 治疗盘:听诊器、血压计、电筒、纱布、弯盘、护理记录单、笔、简易呼吸器、输液架、胸外按压板1块。

操　作 —→
（1）判断患者有无知觉、呼吸、心搏:
① 呼叫患者,轻摇肩部;
② 触摸颈动脉搏动,部位正确,时间＜10 s。口述无搏动,确认时间;
③ 请人通知医生或按铃;
④ 将床放平,去枕仰卧位(软床需垫胸外按压板);
⑤ 解纽扣,暴露胸腹部,松裤带,立即胸外按压;
⑥ 检查口腔,清除口鼻腔分泌物,去义齿;
⑦ 取仰头抬颏,手法正确。
（2）人工呼吸:
① 口对口人工呼吸,方法正确:捏鼻→撑口→深呼吸→口对口密封→用力吹气;连续2次,见胸廓抬起;
② 吹气方法正确无漏气;
③ 吹气有效(胸部有起伏)转头观察胸部方法正确;
④ 使用简易呼吸器,方法正确。
（3）操作:
① 切迹上两横指处定位,按压部位正确;
② 两手掌根部重叠,双臂肘关节绷直,垂直用力;胸部下陷≥5 cm;
③ 手掌不离掌根部,手指不按压胸部;
④ 使用简易呼吸器,方法正确;
⑤ 按压频率≥100 次/分;
⑥ 胸外心脏按压与口对口呼吸交替进行(30:2),做5个循环。

（4）病情观察：

① 观察呼吸、面色、神志（耳听、面感、眼观）；

② 触摸颈动脉搏动；

③ 观察瞳孔对光反应（两侧）。

操作后处理 → 垫枕，取舒适体位，扣纽扣，保暖；
整理用物，合理安置患者，遵医嘱用药；
洗手，填写护理记录单。

图 3-9-1 心肺复苏操作流程图

四 进阶练习

判断心肺复苏的有效指征有哪些？

五 评分标准 （见表 3-9-1）

表 3-9-1 心肺复苏评分标准

项 目		项目总分	要 求	标准分	得分	备注
素质要求		2	服装、鞋帽整洁	1		
			仪表大方，举止端庄	1		
评估		3	判断患者有无意识、呼吸、颈动脉搏动情况	1		
			患者有无口、咽、鼻分泌物及异物	1		
			呼救，送急救物品	1		
操作前准备		2	备齐用物：简易呼吸器、电筒、纱布、弯盘、笔、护理记录单、输液架等	2		
操作过程	判断	13	呼叫患者，轻摇或手拍面颊	1		
			触摸颈动脉搏动，部位正确	2		
			时间 5～10 s，口述无搏动，确认时间	2		
			请人通知医生或按铃	1		
			将床放平，去枕仰卧位（软床需垫胸外按压板）	1		
			头、颈、躯干成一直线	2		
			检查口腔，清除口鼻腔分泌物，去义齿	3		
			解纽扣，暴露胸腹部	1		

(续表)

项　目		项目总分	要　　求	标准分	得分	备注
	循环	17	切迹上两横指处定位,按压部位正确	3		
			两手掌根部重叠,双臂肘关节绷直,垂直用力;胸骨下陷5 cm	4		
			手掌不离掌根部,手指不按压胸部	3		
			按压平稳规律,放松时间相等;	4		
			按压频率100次/分	3		
	呼吸	23	取仰头抬颏法,手法正确	2		
			口对口人工呼吸,方法正确:捏鼻-撑口-深呼吸-口对口密封-用力吹气;连续2次,见胸廓抬起	10		
			吹气方法正确无漏气	2		
			吹起有效(胸部有起伏)转头观察胸部方法正确	2		
			使用简易呼吸器,方法正确	5		
			胸外心脏按压与口对口呼吸交替进行(30:2),做5个循环	2		
	观察病情	8	触摸颈动脉搏动	2		
			观察瞳孔大小及对光反应(两侧)	2		
			口述上述观察结果	2		
操作后	整理用物	5	垫枕,取舒适体位,扣纽扣,保暖	2		
			整理用物,合理安置患者,遵医嘱用药,放置输液架	3		
	记录	2	洗手,填写护理记录单	2		
	时间	2	时间6 min,延迟30 s扣1分	2		
	熟练程度	3	动作熟练、稳重、准确	3		
操作总分		80		80		
理论总分		20	如何判断患者的呼吸情况	10		
			心肺复苏的有效指征	10		
总　　分		100		100		

(王茂才)

第十节　血氧饱和度监测

一 学习目标

(1) 掌握测量血氧饱和度的方法。

(2) 掌握血氧饱和度危急情况的处理措施。

(3) 熟悉血氧饱和度的正常范围。

二 情景导入

王某,男,77岁,因咳嗽、咳痰加重10日,呼吸困难1h急诊平车入院。既往有慢性支气管炎病史40余年,20年前开始出现登楼、长时间步行即感气促,近年来轻度活动后即感气促。10日前因着凉咳嗽,咳痰加重伴轻度胸闷、气促,自服"克林霉素"无效,1h前进食发生呛咳,出现呼吸困难,大汗淋漓。患者呈半卧位,T 36.7℃,P 122次/分,R 30次/分,BP 105/71 mmHg。查体:嗜睡,全身皮肤湿润,口唇发绀,颈静脉怒张,气管居中,桶状胸,双肺叩诊过清音,肺下界位于右锁骨中线第七肋间,右肺呼吸音粗,双肺满布湿啰音;剑突下可及心脏搏动及收缩期杂音,心率加快,律不齐;肝于肋下3 cm,有压痛,脾未触及,双下肢轻度水肿。

医疗诊断:①慢性支气管炎;②并发阻塞性肺气肿。

为查看患者缺氧情况,医生开具医嘱"血氧饱和度监测"(见表3-10-1)。

表3-10-1　临时医嘱单

科室:急诊科　　　　　　　　　　　　　　　　　　　　　　　日期:2021-10-31

医嘱类型	日期	时间	医生姓名	医嘱类型	医嘱内容
临时	2021-10-31	9:00	林一	治疗医嘱	血氧饱和度监测

三 工作过程

1. 思考与准备

(1) 血氧饱和度监测前需要评估的内容有哪些?应如何评估?

(2) 监测过程中出现检测仪报警应如何处理?

（3）影响血氧饱和度的因素有哪些？

2. 具体操作流程(见图 3-10-1)

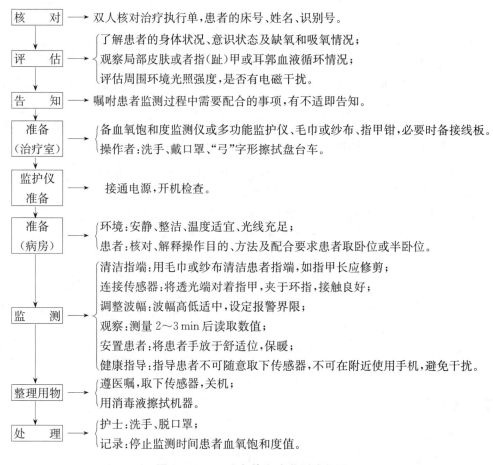

| 核 对 | → 双人核对治疗执行单,患者的床号、姓名、识别号。 |

评 估 → 了解患者的身体状况、意识状态及缺氧和吸氧情况；
观察局部皮肤或者指(趾)甲或耳郭血液循环情况；
评估周围环境光照强度,是否有电磁干扰。

告 知 → 嘱咐患者监测过程中需要配合的事项,有不适即告知。

准备
(治疗室) → 备血氧饱和度监测仪或多功能监护仪、毛巾或纱布、指甲钳,必要时备接线板。
操作者:洗手、戴口罩、"弓"字形擦拭盘台车。

监护仪
准备 → 接通电源,开机检查。

准备
(病房) → 环境:安静、整洁、温度适宜、光线充足；
患者:核对、解释操作目的、方法及配合要求患者取卧位或半卧位。

监 测 → 清洁指端:用毛巾或纱布清洁患者指端,如指甲长应修剪；
连接传感器:将透光端对着指甲,夹于环指,接触良好；
调整波幅:波幅高低适中,设定报警界限；
观察:测量 2~3 min 后读取数值；
安置患者:将患者手放于舒适位,保暖；
健康指导:指导患者不可随意取下传感器,不可在附近使用手机,避免干扰。

整理用物 → 遵医嘱,取下传感器,关机；
用消毒液擦拭机器。

处 理 → 护士:洗手、脱口罩；
记录:停止监测时间患者血氧饱和度值。

图 3-10-1　血氧饱和度监测流程图

(四) 进阶练习

如果监测过程中患者主诉手指不适,应该如何处理？

五 评分标准 （见表 3-10-2）

表 3-10-2　血氧饱和度监测评分标准

项　目		项目总分	要　求	标准分	得分	备注
素质要求		5	服装、鞋帽整洁	1		
			仪表大方,举止端庄	2		
			语言柔和恰当,态度和蔼可亲	2		
操作前准备		13	评估	4		
			洗手	3		
			备齐用物,放置合理	6		
操作过程	核对	60	核对姓名、床号	4		
			做好解释工作	3		
	接通电源		接通电源,开机	5		
			检查机器功能完好	5		
	患者准备		取舒适体位	5		
			清洁指(趾)甲	6		
	连接传感器		正确安放传感器于指(趾)端,接触良好	10		
	调整		调整波幅,高低合适/测量 2～3 min 后读取数值	8		
			设定报警界限	5		
	观察		观察患者一般情况	5		
	安置患者		协助患者手放于舒适位,保暖	4		
健康教育		8	告知患者不可随意取下传感器	4		
			不可在附近使用手机	4		
操作后处理		10	取下传感器,关机	2		
			整理、处理用物方法正确	2		
			洗手	2		
			记录	4		
熟练程度		4	动作轻巧、熟练、正确	4		
总　分		100				

（王茂才）

References

参考文献

［1］戴宝珍,钱晓路,余剑珍.临床护理教程［M］.2版.上海:复旦大学出版社,2009.

［2］中华人民共和国卫生部,中国人民解放军总后勤部卫生部.临床护理实践指南(2011版)［M］.北京:人民军医出版社,2011.

［3］高荣花,彭祝宪.护理技术操作手册［M］.北京:人民卫生出版社,2012.

［4］杨辉.新编 ICU 常用护理操作指南［M］.北京:人民卫生出版社,2015.

［5］周道斌.泌尿外科专科护理创新操作与常见疾病护理健康教育路径及护士分层培训指导［M］.北京:人民卫生出版社,2020.

［6］蒋红,顾妙娟,赵琦.临床实用护理技术操作规程［M］.上海:上海科学技术出版社,2019.

［7］钱晓路.护理学基础［M］.上海:复旦大学出版社,2011.

［8］中华人民共和国卫生部.医疗机构临床用血管理办法(卫生部令第 85 号)［S］.2012 - 8 - 1.

［9］上海市血液中心.全血及成分血质量要求(GB18469 - 2012)［S］.2012 - 5 - 1.

［10］杨明,周丽娟.临床仪器设备操作使用手册［M］.北京:人民军医出版社,2014.

［11］常规心电图检查操作指南编写专家组.常规心电图检查操作指南(简版)［J］.实用心电学杂志,2019,28(1):1 - 6.

［12］刘俊,谈彬庸.医疗护理常规［M］.上海:上海科学技术出版社,2003.

［13］美国心脏病协会.2015 年美国心脏病协会心肺复苏和心血管急救指南［R］.2015.

［14］金静芬,刘颖青.急诊专科护理［M］.北京:人民卫生出版社,2018.

［15］何庆,黄煜.2020 AHA 心肺复苏指南解读(七)——成人基础和高级生命支持主要推荐意见总结［J］.心血管病学进展,2021,42(03):285 - 289.